蔡洪光品牌书系

观手知健康
——经络全息手诊

（第2版）

蔡洪光　编著

U0194323

广东省出版集团

广东科技出版社

·广　州·

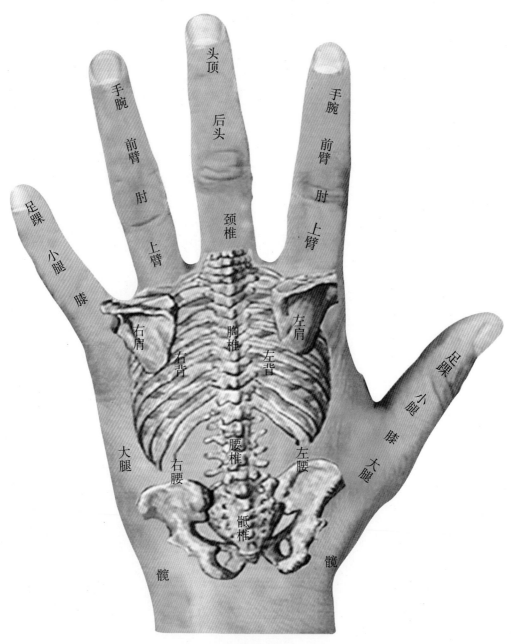

头顶

手腕　手腕

前臂　　后头　　前臂

肘　　　　　　　肘

颈椎

上臂　　　　　　上臂

足踝　　　　　　　　　　足踝

小腿　　　　　　　　　　小腿

膝　　左肩　　　　　膝

右肩　　胸椎　　大腿

右背　左背　

腰椎

大腿　　　　　左腰

右腰　

骶椎

髋　　　　　　髋

髋

手背全息图

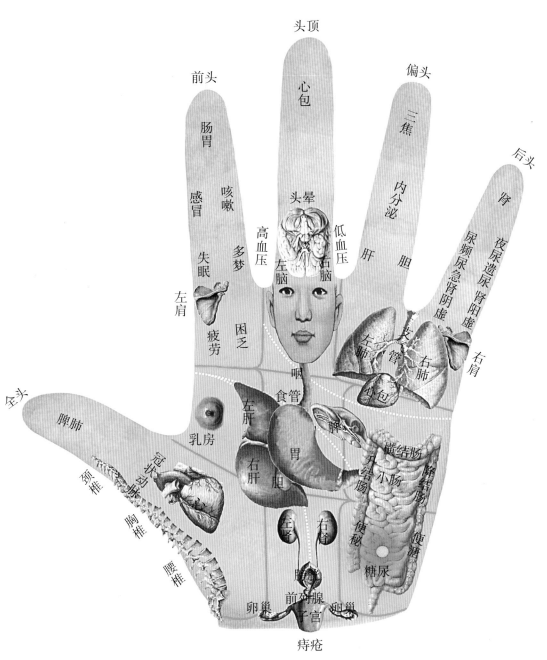

手掌（左）全息图

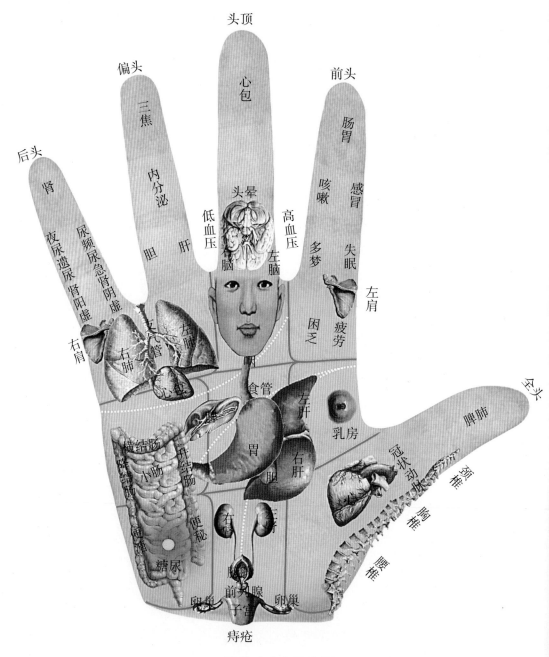

手掌（右）全息图

再 版 前 言

　　《观手知健康——经络全息手诊》一书自2005年2月由广东科技出版社初版以来，已经13次重印，总印数已达到20多万册。本书正版印数还是相当，但盗版却不少，我手上无意中也搜集了多个盗版的版本，还有一本是黑白印刷的，甚至有一盗印的版本只有94页。无疑本书确实得到了许多读者的关爱和许多人的关注。

　　数年来，众多读者不仅倾注了对本书的关爱，甚至来信咨询各种身体健康问题。正因为此，这几年来我更是用心研究，日常生活中就更加注意人体健康不为人知的细小问题，希望从中找出更多规律性的东西，也拍摄了许多手、眼、鼻、舌、身、耳等典型的照片。闲聊中得知广东科技出版社邵水生编审有出第2版的愿望，进一步提高本书的实用性和可读性，希望我把更好的、更典型的照片拿出来，重新修订作为第2版。这次修订改版的新书，谨希望让更多读者一看就明，一学就会，一用就灵。有一点需要提示一下，在实际观察中，很多手掌的典型资料、特别是气色，在不同的光照下再好的照相机也是很难准确地拍摄出来，特别是有些典型的照片是1983年照的，为了清晰度和真实性至今已换了六台相机，因而此书只能起抛砖引玉的作用，日常只有靠大家用心去感悟了。

　　同时应广大读者的要求，这次修订改版中增加了手疗编，通过手疗使我们在日常生活中，不但可以观手知健康，还可以通过简单的手疗方法随时保养自己、关心他人。通过在洪光经络系统中成千上万人的推广，发现手疗比足疗更是妙不可言。读者只要用心去实践，并成为一种良好的生活习惯，不但可以给你一双美丽的双手，还可以还你一个健康的身体。

蔡洪光

2010年春修改于广州

网址：中国经络健康网

http://www.hgjl.net

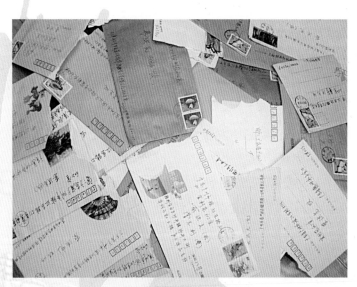

收到众多读者来信

前　　言

一个种莲藕的能手，被问到莲藕一般有多少个孔时，竟然不知道。

一个瞎子上楼回家，虽然看不到家门，但是却心中有数，绝不会走错。

在日常生活中，许多生活的现象、身体的变化，大多数人都无意去留心，错过了许多宝贵的治疗机会，最终造成大错。

所以世界卫生组织的秘书长讲过一句名言：人不是死于疾病而是死于无知，许多人的病就是因为了解自己太少了。

人的一生中，不管是必然还是偶然，几乎都有预感应验的事情发生，预感是什么？就是身体和意识在敏感时，能接受到未来要发生的事情。未来要发生的一切事情，其实都有能量、信息发射出来的，身体和意识，其实也会受到影响。问题在于我们是否敏感、是否认识、是否发现，而手正如天线一样，首先接受着未来的能量和信息。对于数以千万计的小能量、信息，因为其影响不大，我们可能较难分辨。对于那些对人身体影响较大的能量、信息，我们是一定能从手上看出来的。

正如植物一样，当观察到树上的叶子枯萎了的时候，人们都会想到可能是树根缺水，都会赶快浇水。手就像一棵树上的枝条和叶子，由于血液循环极为丰富，微循环密集，末梢神经集中，加上它又是人体全身脏腑的一个全息缩影，所以能最敏感地反映人体脏腑组织器官的生理、病理状况。

疾病与健康之间没有一条准确而恰当的界限，这是因为人体有很强的适应能力和忍受能力，所以很容易把已经存在的疾病掩盖了，事实上，无论哪种疾病，多少都与内脏器官有关联。尤其是内脏有问题，便会立即发出各种信息，而手掌则最能接受内脏的信息。众所周知，手掌有六条经络运行，而这六条经络与内脏器官有密切关系，所以内脏一有异常，通常这些经络会由手掌各部位呈现出来；反过来说，观察手掌上的变化，就能观察到体内脏腑的状况。

生活中经常发生这样的事情，我们身边的许多熟人、朋友或者亲属，往往平常身体状况自我感觉很好，却突然查出了某种绝症，但为时已晚，谁也回天乏力。其实很多病不是不能治，而是发现太迟，错过治疗的有利时机或延误了治疗时间。

现代社会，工作繁忙，情绪紧张，许多人即使身体罹患大病也浑然不知，直到疾病恶化后才略有所感，急忙求医问诊，多后悔莫及。由此可见，对疾病的早期诊断，是十分重要的。全世界都在探索、寻找各种早期诊断方法，而观察手部征象的变化，是最简单又最实际的方法之一。

中医学认为，人体是一个有机的整体。机体内部脏腑、气血、经络的生理活动和病理变化，必然有某种征象表现于外。全身的病变可反映于某一局部；局部的病变也会引起全身的反应。中医望诊就是根据人体内外相应的原理，通过观察机体外在的变化，推断内在脏腑组织的生理活动和病理变化。其中手诊则具有独到之处，实可弥补现代诊察技术之不足。

由于手掌的特殊敏感性使手诊有着超前诊断的特点。而正确的超前诊断，为诊断和治疗提供了宝贵的时间。其实，手诊本身就是一种很平常、很实用的学问。

观手是了解一个人最简单又最实际的方法，从手上不但可以看出一个人的健康状况，也能简单地了解一个人的性格，甚至时至今天，公安破案也离不开指纹。

手诊学其实是一门很值得花费时间和精力去钻研的学问，研究手诊学的好处不胜枚举。最简单的是聚会时，只要有人会看手相，气氛就完全不同，你就会成为一个主角。学会由手掌看健康和治疗一些疾病的技巧后，不但能了解自己的健康状况，也能从中寻获许多幸福。

事实上，想由手探知健康的状况并不是一件难事，只要经常细心地观察手掌，不但能透彻地了解自己，更能从中预知各种变化，提早以趋吉避凶，预防疾病，这是手诊最奥妙的功用。

在交谈中，发现许多人对手诊学不但有浓厚的兴趣，而且许多人都有相当的研究，唯大多数对观察分析和运用技巧方面的认识尚不太清楚，总觉得很难学，希望我能介绍一些有关手诊学的基本知识和实用方法。因此，仅将自己一些入门研究和实用的方法总结出来，供大家参考。

中华民族五千年中医文化流传至今天，民间有许多诊断和治疗的方法。我只希望能传播中华民族这么优秀的中医文化，希望来自民间，回到民间，发扬光大，造福人类。

蔡洪光

2004.2.8

网址：中国经络健康网

http://www.hgjl.net

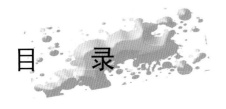

目　录

观手知健康——经络全息手诊

观手
知健康——
经络全息手诊

観手

知健康——

経絡全息手診

观手

知健康——经络全息手诊

经络全息手诊的特点和意义

　　双手是人体最具有活动性和最为复杂的部分，也是最能帮助主体的部分，故许多人都把自己最得力的朋友称为左右手。俗话说：同吃一样米，养出百样人。每个人都以为对自己的双手很熟悉，实际上细心观察之后不难发现，我们每个人的双手都有着不同的特质，手上的每一种特质，不论是结构、形态、气色、温度或是其他的特点，都预示着每个人的个性、喜好、欲望、健康等等。特别是现代的遗传学、心理学、法医学等领域的进展，更将手相学的研究推向了更高层次。就是因为每一个人双手的不同特质，蕴藏着每一个人极大的人生奥秘，才值得我们去研究它、读懂它，才可以对自己的人生有更深入的了解，才能使自己在生活中趋吉避凶，在事业上一帆风顺。

　　我们可以把手纹看成是遗传基因的一种外在的表达方式，因为基因在人类的个体中是无一完全相同的，而掌纹的表达也是无一相同的，故才保证了每个生命个体的唯一性和稳定性。由于手的变化敏感、直观可见，是体内忠实的反应，所以就可以随时随地进行自我观察。事实上我们的双手本身就是一本人生在人间走一趟的记录手册，能够监看生命的整个发展过程，它不但能记录那些已经发生的事情，而且更重要的一点是：手中记号的改变，还会提醒可能发生的事件；双手为我们指出未来的方向，预先提醒我们可能会发生的问题。如果我们能够自行诠释这些记号，并根据这些极好的提醒来行事，就可以避免未来可能会发生的困境。

因此，通过观察手的经络、气色、指甲、形态、掌纹、反射区等方法，去了解人体内在的遗传特征和健康状况，就有着许多独特的地方和特殊的诊断意义，关键是我们怎样才能读懂它。

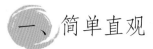

一、简单直观

现代统计学表明，人体有80%左右的健康信息是可以直接从视觉中得到的，而手上又可以反映视觉信息的80%以上。因此，通过手的望诊，可以简单、直观地观察人体的大部分健康状况。正如看一棵植物的叶子一样，只要叶子干了、黄了，一定是根部缺水、缺肥了，只要及时浇水施肥，植物立即就能缓解过来。手也像植物的叶子一样，也能敏感地反映身体内在的健康问题。

二、经济实用

随着人类文化的发展，人们对健康的要求也越来越高，世界上每个国家，每年都要花费大量的物力、财力用于卫生保健事业，经济越发达的国家和地区，投入的力量越大。

对于我国很多边缘的地区和大部分人，健康检查的经济问题仍是十分突出的。手诊检查，有着与仪器检查相同的或有着仪器检查无法注意到的效果，不少患者作了许多项目的检查，最后还是没有超出当初手诊检查的范畴。有位在外资企业工作的白领，由于工作压力，心情紧张，造成严重的失眠多梦，心慌心跳，口苦口干，寝食难安。他到各大医院求医，都认为是心的症状，但又查不出什么问题，一直很痛苦。直至找到我后发现其手诊上肝胆区青筋凸现，加上其心情郁结，口苦口干，不欲饮食，我建议他到医院专门做个肝胆的B超检查，结果为胆囊炎。俗话说"胆战心惊"，许多人只看到心惊症状，没有想到胆战根源，审病求因对症用药后胆囊炎患者很快就恢复了健康。我在手诊的临床中发现，如果在手诊的指导下进行有目的初期检查，不但减少了不必要的痛苦和麻烦，也会大大节约一笔资金。

特别是现代社会，有些人又特别相信名人、专家、教授、厂家的广告宣传，经常打针、吃药、吃保健品、营养品，究竟对自己身体好还是不好呢？这时观察手的变化就很容易看出来了，心中有数就会适可而止，也不至于乱吃乱用。从这点上来说，观手就很实用了。

三、超前诊断

超前诊断，超前的关键是自己可以随时随地能观察自己，及早就能了解自己。特别是一些疾病，医疗方法和药物对自己的好处或副作用通过手就能直接地告诉你了。例如，一些毒性比较大的药物（化疗）对人体的影响，在手上就

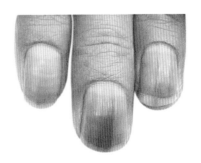

图1 化疗指甲黑

能敏感地反映出来。体内细胞一旦受到了药物的毒害，指甲就能敏感地产生出黑色素来警告我们（见图1）。所以通过手的敏感变化，我们就可以随时随地观察到各种医疗方法和药物、食品在自己身体的变化状况，从中选择好的坚持，不好的放弃。可见，相信自己的感觉是最重要的，而这种感觉的主要依据最好就是观察自己手上的变化。

四、实用价值

（一）迅速发现身上的警告信号

众所周知，蚂蚁搬家是大风雨要来临的警告信号。生活中我曾留意所有我身边会开车的人，无一例外地都曾经违过章被罚过款，根本的问题主要是开车的时候往往忽略了许多的交通警告信号。同样如果我们忽略了身上的许多人体警告信号，到头来还不是要到医院里"被罚款"。特别是人体的健康状况是千变万化的，但是身体内任何变化一般会通过各种方式表达出来的，只是在于我们有没有及时地发现身体的这些早期的警告信号。我们目前的检查手段往往是小的问题检查不出来，大的问题检查出来已属晚期。而手诊则比较容易早期观察出来。有一次老同学聚会，大家都相互寒暄，我无意中发现一位同学手掌上肺区有一边缘不清的晦暗点，即嘱其尽快到医院检查，殊料3个月后该同学因咳血才匆忙到医院检查，最后被确诊为肺癌晚期，殊可遗憾。所以手诊是可以迅速发现身上的一些早期警告信号，以达到中医防未病的养生目的。

（二）迅速调节身体健康

一般人都知道，突然昏倒用人中穴，但心脏急救用什么穴呢？有一次我坐飞机出行，飞机刚升空，突然听到空中小姐广播呼喊：飞机有病人要急救，请问哪一位是医生，请马上与空中小姐联系。我马上按下红灯与空中小姐联系，才知道是有一位客人心脏病发作。飞机上没有任何药物和治疗工具，我立即用指甲切中指的中冲穴急救，再配合有关穴位的按摩，患者很快就缓解过来了，这是十指连心的奥妙。古人说的十指连心实际上是说手指对心脑血管的保健和急救作用。所以手不但可以发出身体的警告信号，还可以用手的穴位进行身体健康的调节。现代紧张的生活，我们很多人都会有失眠多梦、易醒、难入睡、头晕头痛的问题，实际上十指对头痛、心痛、咽喉痛、失眠多梦等有手到病除的功效。根据手的全息反射规律——手指反映心脏问题，手掌反映人体前面问题，手背反映人体腰背问题，日常生活中学会经络拍打方法，都可以对身体进行迅速的调理。

（三）迅速与别人沟通

现代成功学有一句话：人脉就是财脉。社会发展到今天，人们都开始关注自己的健康问题了，所以凡是掌握手诊的人，都很容易与别人沟通，引起人们的注意，人们也愿意把手伸出来研究，关心自己的状况。因此，掌握一些手诊知识，关心别人的身体，特别是领导和老总，在实际交往中就非常有用。有一次，我与一位大企业家握手，当他知道我是医生时，第一句就不客气地问："医生，你知道我有什么病吗？"当时有职业习惯的我，在握手时已发现他的手臂有很多白斑，于是马上提醒他：你才40多岁手臂就这么多白斑，要注意肿瘤的发生呀（见图2）。殊料这位企业家非常惊讶，马上把衣领的领带打开说，我就是患鼻咽癌呀，脖子的创伤就是做"放疗"的后遗症。此刻我们沟通和信任的距离就马上缩短了。

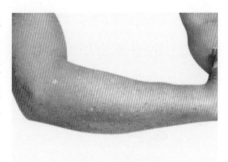

图2　手臂白斑

握手知健康

握手是世界最常见的一种礼仪，但是握手也会提示许多健康的信息和性格所在。

一、伸手看对方

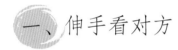

伸手时首先看对方的拇指与食指的开张距离。

（一）拇指与食指张开成90°者

这种人（见图3）一般身体能量比较旺盛，属肝火旺的人。这种人反应能力比较快，热情大方，言直性爽，慷慨仗义，不拘小节，不易受环境束缚，独立心极强，容易以自我为中心，缺乏自我控制能力，甚则固执，不顾别人的感受。

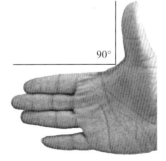

图3　肝火旺盛，言直性爽

（二）拇指与食指张开成45°者

这种人（见图4）身体都比较正常，而且适应能力较强，灵活，爱好自由自在，独立能力强，有信心，有同情心，这类型人比较温和而友善。

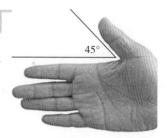

图4　身体健康，适应力强

（三）拇指与食指张开成30°以下者

这种人（见图5）气血虚弱则拇指举起无力，故拇指张开无力，体质都比较虚弱，容易疲劳。这种人思维能力强，但往往思虑过度，个性比较谨慎、保守，对事物不容易感兴趣，不喜欢与别人交往，不喜欢改变自己和周围环境。因为容易有戒备心，心胸较为狭窄，所以凡事小心谨慎，保守，甚至自私。

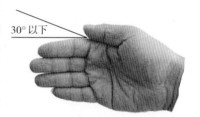

图5　容易疲劳，小心谨慎

总之拇指张开越大，人就越大方开朗，越容易接受新生事物，但是太过了就容易独裁，以个人为中心。一般多属于肝火过盛的人，容易发生高血压、心脑血管方面的疾病。

拇指张开越小，人就越保守、戒备心重。凡是小心翼翼，对事物不容易感兴趣而又容易想入非非。一般多属于体质比较虚弱，容易神经衰弱，容易发生肿瘤方面的疾病。

换句话说，凡是拇指张开太过或不及都能提示身体的健康问题。中医最讲究的就是一个"中"字。

二、手温知健康

双方握手的一瞬间，只要用心感受对方的手感，就会发现每个人给你的感觉都不一样，立刻就能感知许多身体健康的奥妙。

有一次出差回来，习惯性地往小孩头上一摸，殊料感觉怎么越摸越热呢？是否正在感冒发烧呢？因为小孩子又蹦又跳，又能吃，家人都说没有感冒发烧，但是凭我的手感经验，我还是不放心，马上用温度测量一卜，竟然已经38℃，马上对症处理，很快就解决了问题。否则到了晚上小孩发高烧就一家人都手忙脚乱了。

可见，握手是最能直接感受对方身体的寒热状况的。别小看手的温度这些微小感觉，实际上手的寒热最能反映出一个人的身体基本状况。

为什么多数女性的手都会偏寒凉呢？这主要因为：一是女性朋友经常要来月经，耗用了过多的精血；二是喜欢吃生冷寒凉食物来清热清暗疮，造成能量生成不足；三是经常熬夜加大了能量耗用；四是衣服过露耗散了太多的能量；五是生孩子或人工流产耗损了太多的能量。所以大多数女性的手感都比较寒凉。

一般手比较凉的人，身体体能都比较差，手温低的人，年轻的时候虽然不一定有什么疾病发生，有些人面色苍白还认为一白遮三丑，殊不知道能量不足则容易疲劳，容易衰老，往往三年不见就有一种未老先衰的感觉。所以许多女性朋友上了一定的年龄就病痛较多，容易衰老了。

手感比较温暖的人，体质都比较好，而且不容易衰老，特别是如果握到女性朋友的手是温暖的，往往三年不见仍然风韵犹存、不易衰老。

日常生活中大部分的女孩子手都比较寒凉，握手时我总喜欢关心地说一句很受用的话：下次见面时手一定要热啊！之所以很受用在于：一是你真诚地关心对方，二是对方从此知道要保健自己了，三是对方身体好了总想向你汇报。

握手时感受对方的手感温度，首先要了解自己身体体质的手感温度才好作出比较。一般健康手的温度不论春夏秋冬，只要双手从口袋里拿出来，手温都基本在32~36℃，如果低于32℃的则容易发生伤风感冒，如果高于36℃则容易上火（见图6、图7）。在正常的情况下，只要自己的手温正常，握手时就能敏感地感觉到对方手凉还是手热，甚至测知温度度数。

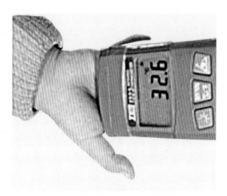
图6　感冒手温低

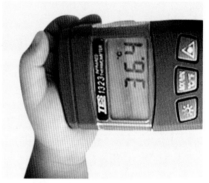
图7　正常手温32~36℃

（一）手感凉

1. 全手凉容易老

全手比正常人寒凉者（寒凉者手温低于30℃），由于手凉的人往往脾肾阳虚，能量不足，因此经脉气血运行推动力不足，容易疲劳，容易感冒，妇人则月经量少、质淡等。总之手凉能量低，手凉易感冒，手凉体质差，手凉容易老。

2. 手指凉入睡难（见图8）

手指头比较凉的人多为心血管循环较差之症，容易失眠多梦、易醒、难入睡、心跳心慌、头脑不清、头晕头痛、疲劳乏力和健忘。

3. 手掌凉脾胃寒（见图9）

掌心比较凉的人多为脾胃虚寒，脾胃消化吸收系统较差，容易消化不良、便溏、疲倦乏力、贫血。女士多见妇科疾病，如月经不调、白带过多。

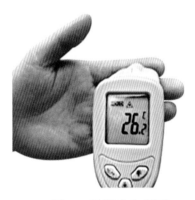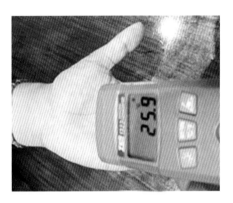

图8　手指凉入睡难　　　　　图9　手掌凉脾胃寒

（二）手感热

1. 全手热虚实火

握手时感觉对方手感比正常人热的有两种状况：

如果握手时感觉对方手热自内往外一阵一阵往外涌，有一种越来越热的感觉，则是一种实热病，特别是小孩多有发热等症状。

如果握手时感觉热，再握时反觉不是很热了，往往是一种虚火，多见于虚火上浮、失眠多梦、心烦、口干口苦、咽喉炎、高血压、糖尿病等阴虚阳亢症状。

2. 手指热心火旺

手指头比较热又比较红的人，心火旺容易烦躁，多见血黏稠高、血脂高、血压高之人。

3. 手掌热胃火盛

手掌比较热的人，胃火盛，容易有口干口苦、咽喉炎、糖尿病、便秘等症状。

（三）寒热交错

1. 手指凉、手掌热

手指凉、手掌热，多为身体上下阴阳失调之人（见图10、图11），常见于用脑过度、睡眠不好、疲劳之人。

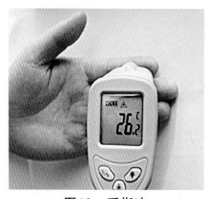
图10　手指凉

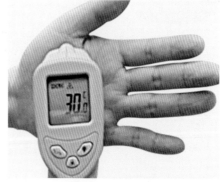
图11　手掌热

2. 一只手凉、一只手热

一只手凉、一只手热，是五脏和六腑经脉阴阳失调的现象。常见于热天怕热汗多，冬天怕冷手凉；食热上火，食凉觉寒；上热下寒，虚不受补；月经不调，心烦心躁，失眠多梦。容易出现上面咽喉痛、下面手脚冻等经脉上下左右阴阳失调症

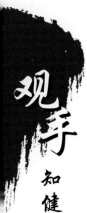

状。

3. 冬天怕冷、夏天怕热

冬天怕冷、夏天怕热，多是日常熬夜又吃太多寒凉食物，造成能量不足，血虚体质的缘故，是身体气血阴阳处于一种失调的状态。阴阳失调催人老，有些人不一定表现出什么病痛，但却是一种很快走向衰老的征兆。生活中总有一些人一年不见就让人有一种未老先衰的感觉，就是这种阴阳寒热失调的原因。

三、手的十种感觉

握不同人的手时，手感一般都会有八种感觉：凉、热、湿、粘、干、暖、软、硬、厚、薄。

（一）手感凉

主脾肾阳虚。多见于消化吸收能力差，体弱怕冷，容易疲劳乏力，难入睡又易醒。

（二）手感热

主心肾阴虚。多见于容易烦躁，上火易怒，失眠多梦，紧张。

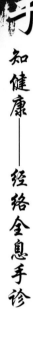

（三）手感湿

即手汗多者，主心理压力，精神紧张，心火盛。

（四）手感粘

主内分泌失调。手感粘是糖尿病患者体内糖分随汗溢出皮肤的一种特有的症状。

（五）手感干

主大肠津亏，消化吸收功能差。多见皮肤干燥，容易过敏。

（六）手感暖

健康人手感温暖润泽，冬暖夏凉，就是说不管外界多冷或多热，手心总保持在32~36℃，主五脏调和，身体健康。

（七）手掌软

手掌软弱而无力，弹性差，多气血不足，疲倦乏力，精力不足，动则气虚，体弱多病。常常无主见，缺乏适应能力。

（八）手掌硬

手掌肌肉硬实，缺乏弹性者，多为消化系统功能差，气血郁滞，经脉不畅，容易关节痛，神经衰弱。性格比较直，凡事多固执，常缺乏应变能力。

如果是硬而坚挺的手掌，则显示感觉迟钝、感情受到压抑。

（九）手掌厚

手掌厚实又有弹性的手，表示其体质强健，适应力强。双手厚实的人比较勤奋，愿意吃苦耐劳，通过自己的努力付出来获得财富。健康者掌厚肉润而富有弹性。

（十）手掌薄

手掌薄弱代表一个人体质纤弱，精力有限。双手柔软的人比较懒惰，属于那种想过好日子、喜欢享受的人。

俗话说"掌硬如铁奔波不歇，掌软如绵闲且有钱"，实际上是说劳心者掌软，劳力者掌硬。总之，握手时感觉对方的手粗手硬有力者，多是劳力者，往往身体体质比较好。反过来，握手时感觉对方的手又软又绵无力者，多是脑力者，往往身体素质会差一些。

四、手的大小

（一）大手爱干活

俗话说十指连心，一般人的心脏犹如自己的拳头大，所以手指粗壮，手大肉厚的人一般心脏都比较强壮，气血循环旺盛，是个闲不住的人。由于爱动，身体都比较健壮，考察百岁老人的手，手指粗，手掌厚，全手都比常人大。大手的人执行力强、反应能力快，要请人跑业务、干劳力活最好请大手的人。

（二）小手爱安逸

手指细长手比较小的人，由于心脏搏动力不强，气血运行不旺，往往容易疲劳身倦，力不从心，因为气血不旺，气力不足就显得更加不爱运动，身体都比较瘦弱苗条，往往喜欢安逸的生活和工作。不过小手的人思维能力强，手巧心灵，最好做秘书、电脑打字和会计等办公室的工作。

五、手掌肌肉有弹性

理想的手掌应该是软硬适中，厚薄恰到好处，红润有光泽，通透洁净，肌肉富有弹性。

（一）手掌厚实

1. 手掌厚实又有弹性，表示其体质强健，容易康复。

2. 手掌厚而掌丘软则代表精力不足。

3. 手掌硬而坚挺，则显示感觉迟钝、感情受到压抑。

4. 手掌肌肉板硬坚实，缺乏弹性、晦暗、瘀滞，提示消化呼吸系统功能不够健康，体内代谢失调，废物积滞。

（二）手掌薄弱

1. 手掌柔软细薄，代表的是一个人体质纤弱，精力有限。而且一旦生病，便需要很长的时间才能完全康复。

2. 手掌小鱼际和小指边缘肌肉下陷，皮肤没有光泽，多因体液不足，每见于慢性腹泻或慢性下痢的病人。

3. 手掌上的某一区域内，有较周围皮肤凹陷的点状形态，一般表示脏腑萎缩或功能减退，或手术后疤痕。

4. 手掌上的某一区域内，有较周围皮肤凸起的点状形态，一般表示脏器增生、肥大等。

握手时感觉双手厚实的人比较勤奋，愿意吃苦耐劳、努力付出来获得财富；而双手柔软的人则比较懒惰，喜欢享受，属于那种想过好日子却没打算要努力工作来换取财富的人。

观手指知健康

手指是人体上肢的末端，是经脉阴阳交泰生动气的地方，故最能敏感反映人体健康状况，在临床上具有很重要意义。

一、拇指——拇指粗壮吸收好

拇指为太阴经所过。拇指粗壮为吸收能力、免疫能力都比较强的人。观察大拇指，可以观察人体的整体素质的强弱。大拇指粗大强壮，指节长度平均，其先天的禀赋都比较

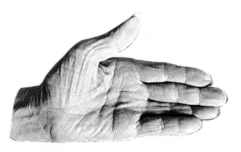

图12　百岁老人拇指大

好（见图13）。特别是大拇指根部粗壮的人，其吸收能力特别强，体质也比较强壮，喜欢运动与劳动，性格直，火气大。百岁老人拇指都特别强壮（见图12）。

拇指硬直的人有耐力，性格很强，能专心一致努力到达目的为止。拇指太硬直的人则火气大，甚至固执且坚持己见，不顾别人的感受。

拇指柔软的人，做事懂得变通、随遇而安。大拇指过于扁平薄弱的人则体质较差，容易疲劳，办事缺乏韧性；若再有弯曲现象的人，不但消化能力弱，还容易失眠多梦，神经衰弱（见图14）。

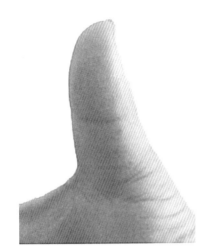

图13　拇指粗壮

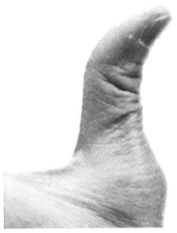

图14　拇指扁薄

由于大拇指为太阴经所过，为多气多血之经，人体气血是否充足，抵抗能力是否强壮，按压大拇指就可以检查身体气血的这一状况（见图15）。方法是用力按下拇指腹3秒，如果肌肉弹性恢复凸起比较快的，则表示气血旺盛。

如果拇指腹弹性恢复比较慢，有凹陷，则表示气血精力衰退（见图16）。男的性生活往往力不从心，容易早泄，甚则阳痿；女的则容易性冷淡，甚则容易发生妇科疾病等。同时拇指下的大鱼际肌肉是否有弹性，往往可以提示心肌的状况。若心肌劳损、心气不足、容易疲劳乏力之人，按压大鱼际肌肉，弹性恢复往往很慢。总之，肌肉弹性恢复越快表示气血越足，反之肌肉弹性恢复很慢，则表示气血不足。

按压相对应的手掌反射区3秒后，如果部位凹陷，则相对应的脏腑功能下降、气血不足，甚至发生疾病。许多身体虚

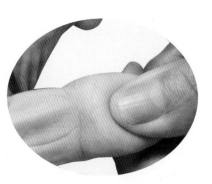

图15 按压大拇指

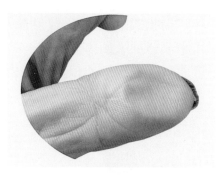

图16 拇指凹陷精力差

弱，肌肉凹陷气血不足的这种手掌特别明显，老人一旦大肉消瘦，弹起无力，生命就快到了尽头了（见图17、图18）。

如果拇指指掌关节缝的纹理很乱，这是冠状动脉的反射区，则容易早期发生心脏疾病，如心烦、心闷、心跳等症状（见图19）。

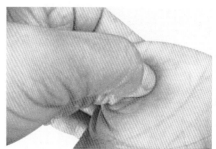

图17 按压大鱼际

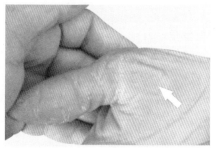

图18 心肌无力鱼际凹

如果拇指指掌关节缝出现青筋（静脉曲张凸起），则说明容易发生冠心病、冠状动脉硬化等症状（见图20）。

拇指近掌节比较瘦弱、上粗下细者，吸收力比较差。一般身体都比较瘦弱，这种指

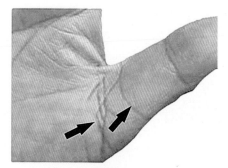

图19 拇指纹乱心也乱

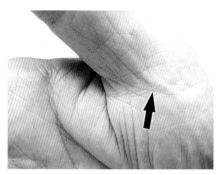

图20　拇指青筋心脏病

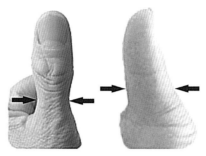

图21　拇指上粗下细和上细下粗

型多数都属于怎么吃都不会肥的人。下粗上细像竹笋者，吸收能力就特别强，所谓喝水都容易肥就是这种人（见图21）。

　　如果拇指近掌节中还有横纹者，横纹表示阻力，反映人体的吸收功能差，瘦人多见此纹（见图22）。总之，指节间的横纹越多，犹如道路上的十字路口，横纹越多障碍越大，其功能就越差。

　　如果其他手指节有这种横纹多的人，思维能力强，但容易反映头部问题，特别容易失眠多梦、易醒、难入睡和神经衰弱。而手指节横纹少的人，天生就好睡（见图23）。

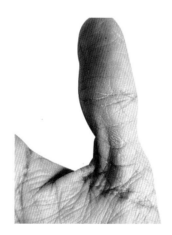

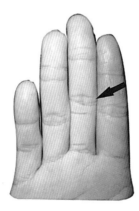

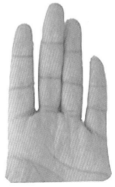

图22　拇指横纹多　　图23　指节横纹多（左）和指节横纹少（右）

二、食指——食指粗壮肠胃好

食指为大肠经所过，反映肠胃的状况，食指如果圆润强壮，三个指节长短均匀，提示胃肠顺畅，消化能力好。

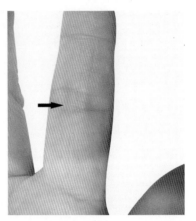

图24　食指青筋

如果食指瘦弱，提示消化功能较差、食欲差，这种人容易疲劳，精神常萎靡不振。

如果指头偏歪、指节缝隙大，且纹路散乱的人，多因消化系统疾病影响脾胃纳食运化功能失常。特别是食指出现青筋（静脉血管凸现）（见图24），则表示大肠有积滞或宿便。

（一）小孩青筋积滞多

小孩有青筋，不管长在身体哪里都是体内积滞多的一种警示，体内积滞过多则影响消化吸收，小孩生长发育迟缓，就容易体弱多病。特别是小孩食指青筋过三关，体内积滞就很严重了。

（二）成人青筋肩周痛

成人食指有青筋凸起，不但胃肠积滞，而且容易通过大肠经所到的肩部关节引起肩周痛（见图24）。

三、中指——中指关联心和脑

中指为心包经所过，中指可以判断心脑血管功能的强弱。中指粗壮，其三个指节长短平均，指形直而无偏曲，说明健康状况良好，元气充足。

中指苍白，细小而瘦弱，指头偏歪、指节漏缝，提示心血管功能差或气血不足。

中指指掌关节横纹出现青筋，则提示脑动脉硬化，容易出现头痛、头晕症状；青筋凸现则容易中风（见图25）。

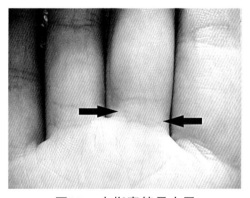

图25　中指青筋易中风

四、环指——环指关联内分泌

环指为少阳三焦经所过，三焦主人体的膜系统，所以环指的强弱与内分泌系统关系较密切。

一般而言，环指指形圆秀健壮，指节长短平均，指形直而不偏曲，指屈纹清爽者为佳。

环指偏长粗壮，多为精力旺盛之人。由于精力旺盛，善于思维。据有关报道，在金融行业中，环指比食指长的人更会赚钱。

环指偏短弯细，多为精力不足，体力不佳。环指苍白细小，

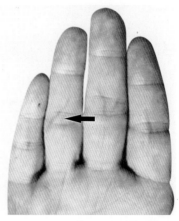

图26　环指青筋多失调

弯曲偏向或有青筋，与内分泌失调有关。总之，环指不好，全身总会有一些讲不出的不舒服，常见容易疲倦乏力、精神不振、情志抑郁、脾气不好、月经不调等等（见图26）。

五、小指——小指粗壮腰肾好

小指为心经和小肠经所过，小指跟心、肾、子宫、睾丸等器官密切相关。一般而言，小指以长直粗壮、指节长短平均为佳。

小指虽然是小，但却反映了一个人的先天素质，包括循环系统、泌尿生殖系统功能。小指粗壮可弥补其余四指的不足，反过来其他指粗壮而小指弱的话，则是先天父母的遗传或营养不足。

小指短小、瘦弱、偏歪，小指不过三关，则表示先天不足，也与泌尿生殖系统有关（见图27）。小孩则容易尿床、体质差；女士则容易出现月经不调，生育困难；男士则容易肾亏、腰膝酸软、性功能差。

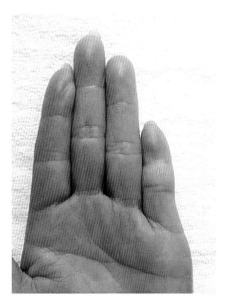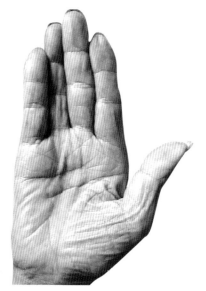

图27　小指不过三关　　　　图28　百岁老人小指过三关

　　小指标准长度通常应与环指远端指节横纹等齐或稍微超过一点，这叫做小指过三关。说明先天肾功能比较好，身体体质比较健康。如果小指短不过三关，留长一点指甲过三关也行。看来民间为什么小指要留指甲也是有学问的。看百岁老人的小指不但长而且都非常粗壮（见图28）。

　　从人体的先天身体素质和后天的保养上看，小指的保养非常重要，俗话说：小指过三关，人逢绝处也能生，逢凶化吉，遇难呈祥。说的是小指强壮的好处，所以平时一定要多拉拉揉揉强壮小指，就是对肾最好的保养。

　　想当初跟师父学医时，由于先天不足，后天营养不良，发育不好，小指不长，从小体弱多病，师父首先叫我把小指拉长，当时想怎么会拉长呢？经过一段时间按摩小指后，才明白虽然不一定能拉长，但强壮了小指，强壮了肾功能，从此腰酸膝软、小便多、性功能差的症状得到了明显改变。

　　百岁老人一生热爱劳动，用劳动创造了百岁生命的奇迹，从图28可看到百岁老人的五指都很强壮。

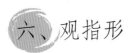

六、观指形

人体的五个指头，不但可以反映相应脏腑的问题，还可相对地反映人体各个时期身体的保养状况。如果五个手指都饱满有力，发育完好，则为身体健康的表现。如果发现其中有一个指头显得特别瘦弱，就提示了其相对应脏腑和年龄阶段健康状况较差。

拇指主吸收和吸纳能力，可反映幼年时期的身体状况。

食指主消化和排泄能力，可反映青年时期的身体状况。

中指主循环系统，可反映壮年时期的身体状况。

环指主内分泌系统，可反映中年时期的身体状况。

小指主泌尿生殖系统，可反映老年时期的身体状况。

（一）指的肥瘦

1. 指节肥胖脂肪肝

如果每个指节间的肌肉都凸起来，呈腰鼓形，显得非常饱满，往往是体内脂肪过多而容易发生脂肪肝的症状（见图29）。

2. 指节瘦弱吸收差

如果手指瘦弱如竹节形，尤其是五指并拢时手指间空隙较大者成为漏空指（见图30）。漏空指提示多因脾胃虚弱，常年吸收不好又神经衰弱而致。民间流传漏空指为漏财手，主要因为体弱多病而不断耗用了钱财和因精力不足而失去了很多机会而故名。

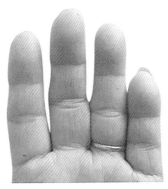

图29 指节肥胖脂肪肝

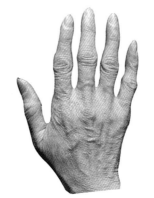

图30 漏空指多脾胃差

（二）指的长短

正常人小指宜挺直，拇指宜粗壮，而食指、中指、环指要形成完好的搭配。一般中指要比环指和食指长半个指节左右，而环指和食指长短一般是等齐的（见图31）。

1. 指短掌长爱动手

指短掌长是个劳力者，不靠运气，凡事需亲力亲为，脚踏实地，力不到不为财，体质一般较为强壮（见图32）。

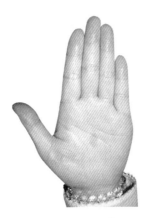

图31 正常五指图

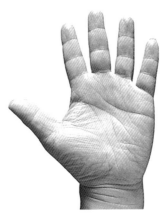

图32 指短掌长可做事

2. 手指纤长爱动脑

手指纤长的人是个脑力者，多从事艺术工作和脑力工作，幻想能力强，生活多姿多彩，但往往体质较弱，容易神经衰弱（见图33）。

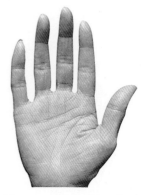

图33　手指纤长可想事

（三）指的软硬

1. 手指柔软心思多

"指弯心思弯"，是指手指比较细长柔软，特别是拇指的关节非常柔软，其指端能向后弯的人（见图34），做事懂得变通，性格随遇而安，善交际，口才好，应变能力强。但容易无主见，身体比较瘦弱。

2. 手指硬直性格爽

"指直人直"，是指拇指特别硬直的人，言直性爽，自信，坚定，执著，说到做到，行动力强，身体比较强壮。但容易冲动，比较固执（见图35）。

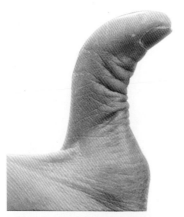

图34　拇指后弯易随和

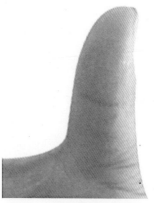

图35　拇指硬直性格爽

（四）指的气色

曾经有一个学生过年时打电话过来说：对不起，本来要过来给老师拜年的，但是年二十九突然发现老母亲指头瘀暗，赶忙送医院，殊料年初三终因心脏病发作逝世，所以不能来给老师拜年了。指端是十二经脉井穴所在，经脉气血到此回返，最容易阻滞，所以手指红润是机体气血运行良好的表现。如果指端气色变化，十指头都瘀黑了，往往提示心脏瘀血阻滞就要出事了，这就是俗话所说的：十指连心。

1. 指端苍白血气差

指端苍白多为血寒体虚，气血不足，多见手足怕冷，身体瘦弱或有慢性消耗性疾病（见图36）。

2. 指端瘀红易疲劳

指端瘀红是气血运行不畅，微循环障碍，多见于疲劳过度（见图37）。

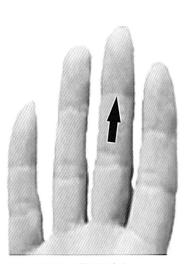

图36　指端苍白

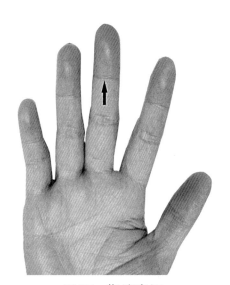

图37　指端瘀红

3. 指端紫暗防出事

指端紫暗多为气血郁滞、堵塞不通，多出现危象。如果全掌晦暗无光泽，全手干瘦如老腊肉状，则容易发生肿瘤、癌症。（见图38）

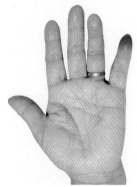

图38 指端紫暗

（五）指形的规律

指形分许多种类型，如四方形、竹节形、圆锥形等。观手关键是掌握一些规律，再找特殊标志，否则只能知其然，不知其所以然，这也是手诊难入门的原因。观指形主要掌握三大特征。

1. 指形粗大体力型

这种指形（见图39）具有男人的性格，一般指短掌长外形直而有力，筋骨厚实，经脉气血循行旺盛，属于体力较好，精力充沛，反应快，性格爽直，多属体力劳动者，适合动的工作。但由于经脉气血旺盛，容易肝火盛、血压高和得糖尿病等。尤其是手背上青筋（静脉）凸现扭曲者，更加容易发生这类疾病。如果手指越短越粗，这种状况就越明显，火气更大，性格耿直，近乎固执，甚至粗鲁。这种指形的人，最好学打太极拳，练练静功来平衡锻炼。

2. 指形细长艺术型

这种手形和指形（见图40）具有女人的性格，一般手指都纤细柔软，指长圆润，肤色较白，肌肉柔软富有弹性，青筋隐而不露，性格温柔随和，所谓"长计不长肉"。这种手形多属艺术型，适合从事艺术工作或脑力劳动。由于指形瘦弱，经脉气血流通缓慢，体质往往较弱。容易思虑过度而精神紧张并导致神经衰弱，特别容易发生脾胃方面和内分泌失调的疾病。如

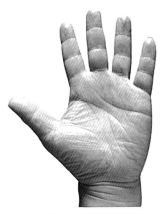

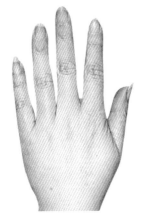

图39　粗短指形　　　　　图40　细长指形

果手指越长越细，这种状况就越明显，甚则容易想入非非、钻牛角尖。这种手形的人，最好多参加体育运动。

3. 指形圆形健美型

这种指形（见图41）长短适中，指头圆活，供血足，回血稳，微循环比较正常。

俗话说：十指连心，心灵手巧。这种手形动静相适，性格随和，手指分开则性格开朗，兴趣广泛，身体健康。表示各方面发育均衡良好，即使有病也容易恢复，属于健美类型。

总的来说，手指修长的人做事很慢，但对于处理烦琐细节很有天分，谨慎又不辞辛劳。手指较短的人，处理事情很迅速，可以凭直觉找到自己的工作方式，但是没有耐性。指关节突出的人善于思考，善于解决问题。指关节平顺的人喜欢创意的工作，凭直觉来解决问题。

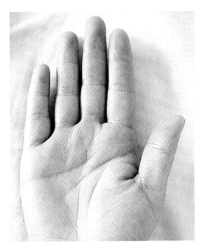

图41　圆形指形

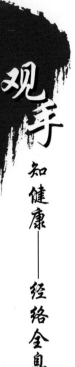
七、怎样通过手指检查发现各种头痛问题

　　根据经络全息的手诊：手指的任何变化跟脏腑和头部所反映的问题有关（见图42）。经络通则不痛，痛则不通，平常只要留意哪个手指揉按时特别疼痛，有痛感的就说明这只手指所属脏腑经络不通，并会引起该反映区所主的头痛。

　　小指主后头痛，反映肾的问题。

　　环指主偏头痛，反映内分泌的问题。

　　中指主头顶痛，反映心和神志的问题。

　　食指主前头痛，反映肠胃的问题。

　　拇指主全头痛，反映脾肺的问题。

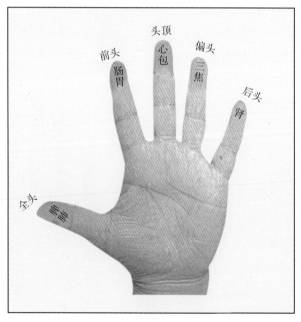

图42

经常按摩刺激指趾头，消除指趾头的疼痛，就是对该脏腑经络和所主头部最好的保养。民间也流传这样的歌诀：

常揉拇指健大脑，常揉食指胃肠好。
常揉中指能强心，常揉环指肝平安。
常揉小指壮双肾，手指脚趾多揉揉。
失眠头痛不用愁，有空揉揉病不愁。

也就是说，有失眠、多梦、易醒、难入睡、头痛头晕、心烦等症状的，揉按手指、脚趾是最有效的方法。

八、如何通过手指来治疗头痛

由于指趾端井穴是经络运行的总开关，而且与经络、脏腑、反射区关系密切。指趾头怎样多揉按呢？这里有一套简单、实用的经络手指操，特别适合不喜欢锻炼，久坐办公室、久坐在家看电视、长途旅行、容易疲倦的人随时锻炼（图43a~h）。

十指对力强心脏，双手对插头脑清。
旋拉手指精神爽，揉按甲角祛头痛。
反掌伸展病痛少，旋转关节通经脉。
按摩四关行气血，摇肩转膊松颈椎。

九、经络手指操手法要注意什么问题

（1）手指有两个非常重要的部位，就是指根和指头，揉按时要尽量从指根开始旋转揉按至指头。

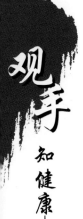

（2）揉按时务必揉至手指发红发热。

（3）揉按过程中要尽量消散手指上的所有痛点和结节。

（4）揉按时要注意揉按到手指两侧阴阳赤白肉交界线的经脉上。

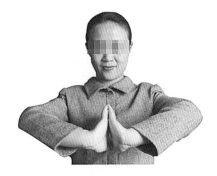

图43a　十指对力强心脏

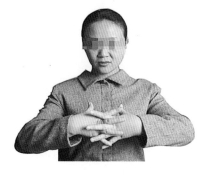

图43b　双手对插头脑清

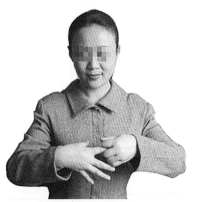

图43c　旋拉手指精神爽

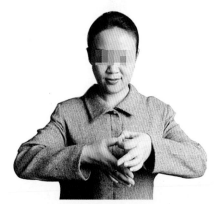

图43d　揉按甲角祛头痛

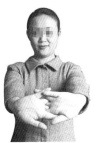
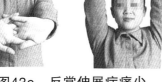

图43e　反掌伸展病痛少

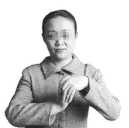
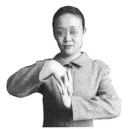

图43f　旋转关节通经脉

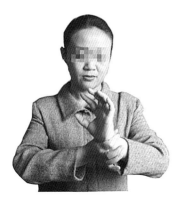
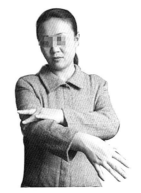

图43g　按摩四关行气血

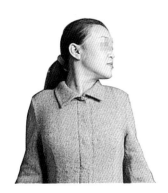
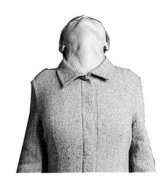
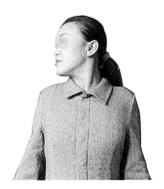

图43h　摇肩转膊松颈椎

观指甲知健康

人体的指甲形态和遗传有密切的关系，甲形似脸相，是人体健康的窗口。根据中国医学经络理论，手指甲根部分有十二个穴位点是经脉阴阳交替之处，也是经络气血所出之处，犹如经脉的源头，称为十二井穴（见图44）。

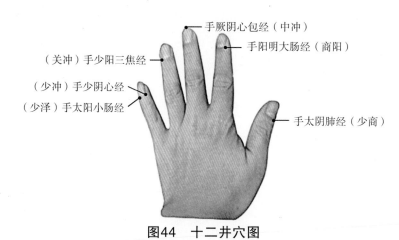

图44　十二井穴图

由甲根起源的经脉气血能灌输五脏六腑，依靠气机以推动其运化。甲与脏腑联系密切，气血是维持人体生理的重要物质，甲依靠气血的濡养以维持其正常的形态、色泽。气虚、气滞、血虚、血瘀、血热、血寒，均可引起指甲形质的变化，皆可引起指甲偏枯晦暗。因而脏腑虚实，邪正进退，气血盛衰又能充分反映于爪甲，亦即人体生理病理气血的信息，通过经络系统投射于指甲这面微观的"荧幕"而成为"甲象"（见图45）。就像一面能反映人体健康状况的荧光屏，只要指甲上出现异常形态的表现，一定说明人体内存在病变。

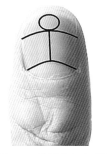

图45　指甲全息图

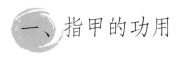

一、指甲的功用

人的指甲主要作用：一是保护手指；二是可以从事细密工作。而动物的指甲，则可以作为武器或捕食的工具。

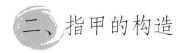

二、指甲的构造

主要由甲板、甲床、甲壁、甲上皮、半月痕构成（见图46）。

指甲体　　半月痕　　甲上皮

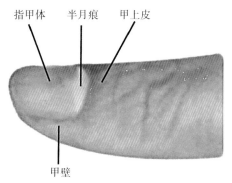

甲壁

图46　指甲构造

三、指甲的生长速度

成人平均每天生长0.1毫米，全部更换指甲须费时半年左右，手指甲比脚趾甲长得更快，尤以食指、中指、环指三指长得快。指甲的正常厚度为0.5～0.8毫米。

四、指甲纵纹与横纹

现代家居许多人家里都铺有木地板，为了爱护木地板，多数人都会脱鞋，谁也不想穿上高跟鞋踩上去，因为怕穿鞋划花了木地板。同样，身体内受到了损伤，也会在相对应的指甲上留下痕迹，以警示人们的注意。

（一）指甲纵纹——五脏问题纵纹多

指甲有纵纹主五脏问题。指甲纵纹是五脏大病后或五脏长期消耗性疾病损伤后引起的一种指甲的变化，所以纵纹是五脏受损的信号。纵纹的出现往往提示：

（1）神经衰弱，长期失眠、多梦、易醒、难入睡（见

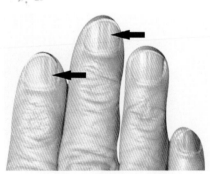

图47 失眠多梦纵纹多

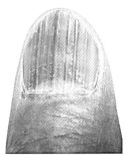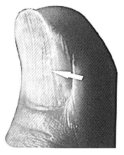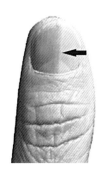

图48　急病大病纵纹粗

图47）。

（2）疲劳透支耗损过度或有慢性消耗性疾病的影响。

（3）免疫功能差，容易过敏、容易感冒和反复感冒。

（4）如果纵纹特别明显，往往是一种病理性纵纹，说明身体脏腑器官曾经受过较大的疾病伤害（见图48）。

（5）指甲内的甲床出现黑色纵纹时（见图49），要特别留意，这是体内受到化学毒素影响而残留在体内的征兆。肝、肾功能具有排泄体内废物的解毒作用，当肝、肾功能衰弱时，体内的废物便无法排出体外。或因接触污染环

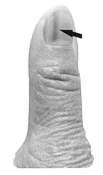

图49　毒素蓄积黑纵纹

境、饮食污染、食物含农药重金属过多或肿瘤病人化疗后等药物毒素蓄积过多，往往在甲板内形成黑色纵纹。

（二）指甲横纹——六腑问题横纹多

指甲有横纹主六腑问题（见图50），特别是消化系统的问题。

（1）横纹细小者（见图51），多见于长期慢性消化系统

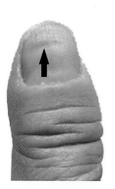
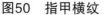
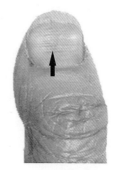
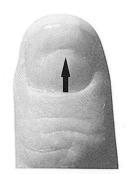

图50　指甲横纹　　　　图51　指甲横细纹　　　　图52　指甲横纹深粗

疾病。提示饮食稍不注意，就会出现腹痛、便溏、泄泻等慢性结肠炎症状。

（2）横纹深粗者（见图52），表示曾发生较严重的消化系统疾病，脏腑器官受到损伤留下的痕迹，非打针吃药甚至留医不可。

同时，横纹的位置根据指甲的生长速度有半年一换的特点，如果发现指甲的中部有横纹，则说明大概3个月前曾经有过一次较大的肠胃疾病。

一般来说，横纹又细又多的多见于慢性肠胃疾病，横纹粗深的多见于急性肠胃疾病。总之，横纹越深六腑系统疾病越严重。凡是指甲横纹，多数与消化系统问题有关。

但是横纹凸起则反映心脏问题，往往多是心肌肥大（见图53），图中是一位长期过敏性慢性结肠炎并心肌肥大患者的指甲。横纹多表示经常泄泻过敏性结肠炎发作，指甲凸起表示被心脏问题折磨。

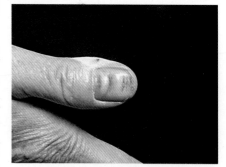

图53　指甲凸起心脏病

五、指甲的色泽

（一）指甲的光泽

指甲的光泽以鲜明润泽粉红色为最佳，这种指甲体健康。如果指甲失去光泽，多反映一个人患上了慢性消耗性疾病；若再出现横纹、纵纹等，就更能说明有问题。

（二）指甲的颜色

从整个指甲来看，颜色最能反映身体的气血和寒热状况，一般指甲粉红属健康，而甲白属寒，甲红属热，甲青紫属瘀，甲黄属痰湿，甲黑色属毒素或病重。

（三）指甲斑点

1. 指甲瘀斑点——脑血管问题

指甲若无外伤出现褐黑色斑点的人，务必预防脑部疾病的发生。有一次闲聊，有一位老人家把手伸过来，发现指甲出现黑斑（见图54），并告诉我每当发现指甲上出现瘀黑斑点时就会血压偏高，头脑不清醒，总是一天到晚昏昏欲睡，相当疲劳，手指发麻。实际上指甲出现黑斑正是反映了脑部血液循环已经发生障碍的状况，相当于一次小中风的紧急警告，于是我连忙按中风方法处理并嘱其注意事项，经详细分析点化后，这位老人家如梦初醒，才知道指甲下一个小黑点有这么大的奥妙，自觉跟洪光经络非常有缘。

一般来说，右手指甲出现斑点，表示左脑有问题；左手指甲有斑点，则表示右脑有问题。

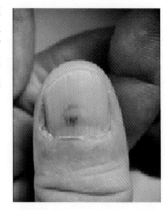
图54　指甲瘀斑脑问题

2. 指甲枯白点——消化系统问题

甲为肝之余，指甲板上出现一个或数个枯白点（见图55），这种状况出现的原因：

（1）成人指甲出现枯白点多见于肝功能代谢受损，特别是长期患有肝病的人，由于肝脏受损不能滋养指甲，常见到这种枯白点。

（2）小孩指甲出现枯白点多见于肠胃积滞，消化不良或有虫积。

（3）习惯性便秘长期造成肠胃紊乱也会出现指甲枯白点。

3. 甲上皮痏——脑问题（见图56）

"痏"这个字很有意思，说的是指甲根的甲上皮位置上有"痏"这么一种症状。《黄帝内经》专门提到过这个字，但却没有说清楚究竟是什么病，只是知道有"痏"病，用缪刺法，

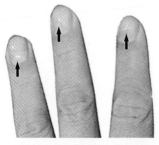
图55　指甲枯白消化差

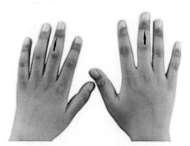
图56　甲上皮痏脑郁滞

所以用"痔"字来表示有病。经过多年的观察发现，现代人用脑过度，许多手指上有"痔"者多见于脑部微循环障碍，如脑血流图检查不正常、动脉硬化、头脑不清、失眠多梦等。如果"痔"见紫黑时则头痛头晕，甚则发生脑肿瘤等。总之就是脑部有问题。图56就是一位患有脑肿瘤的14岁小孩的指"痔"。

4. 甲上红线脑疲劳（见图57）

手平放时，在指甲上方如果出现一条红线者，表示脑微循环不畅，气血阻滞，提示头部血滞供血不足。多因用脑过度，气血供养不足，容易引起疲劳身倦，头脑不清，甚则头晕、头痛症状。

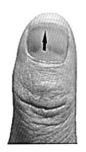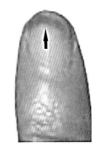

图57　甲上红线脑疲劳

5. 甲床凝滞肝郁结

用一只手按压住另一只指甲尖3秒，见指甲白色后放手，观察5个手指甲床下血液循环回复的快慢，如果马上呈微红状，则表示健康，说明血液循环顺畅，内脏功能活泼；如果甲床凝滞说明血液循环不良，则与这一指头相应的内脏问题有关。一般而言，快的表示正常，慢的表示该指所属脏腑气血循环有郁滞。

特别是长期患肝病的人，按压环指指甲后，甲床下有"小红花"样微红凝滞（见图58），表示仍然肝气郁结，肝病没有好转。

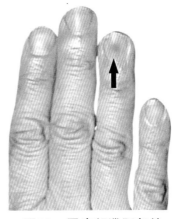

图58　甲床凝滞肝郁结

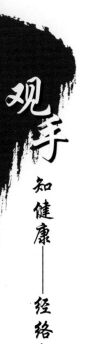

六、指甲的形态

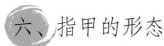

（一）横三纵四标准指甲

一般横三纵四比例，同时指甲与手指端长度的比率，指甲长度是手指端长度的一半。这是最好看的标准指形，再加指甲润泽有气，则被认为是先天遗传相当好，表示身心健康，聪明能干，感情和生活平稳，是标准指甲（见图59）。

（二）长指甲多有女人气质

横三纵五以上比例的指甲都属于长指甲（见图60）。

长指甲的人多是脑力劳动者，思维能力强，感受性很敏感，感情丰富，极易受感情的驱使，很容易凭自己的感受和爱

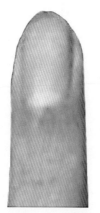

图59　标准指甲

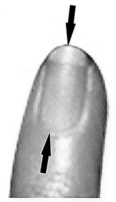

图60　长指甲

好做事，并擅长艺术工作。长指甲的人，身体总是不太结实，偏于瘦弱，不耐劳，总是精神欠佳，容易疲倦乏力、头晕、头痛、失眠多梦，很容易发生呼吸系统和消化系统疾病。

指甲越长这种倾向越明显，个性容易一意孤行、气度狭小、工作缺乏耐性，做事常常犹豫不决。特别容易失眠多梦、头痛头晕。所以长指甲的人应该多做运动，可是这种人偏偏喜欢安逸享受，都不喜欢运动。长指甲的人带有女人气质，如果男人长指甲也会带有女人的气质。

（三）短指甲多有男人气质

指甲短而四方的人属短指甲（见图61）。

短指甲的人多是劳力者，是个实干家，说干就干，反应能力强。平常虽然语言不多，但很现实，脾气比较急躁，肺功能较差，容易患心脏病。

手指甲很短，甚至横四纵三的人（见图62），做事更执着，脾气更粗直，容易与人争执，不过争完后不会老记在心

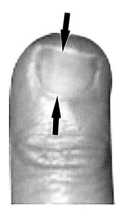

图61　短指甲

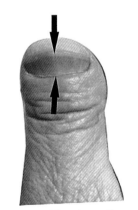

图62　横四纵三指甲

里。短指甲的人常带有男人的气质，如果女人短指甲也会带有男人的气质。现实生活中许多女强人都带有男人的气质。

总之，指甲标准人宽容，指甲宽扁性格强，指甲扇形人紧张，指甲椭圆爱幻想，指甲细窄人自私。

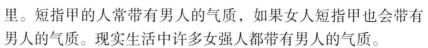

（四）硬指甲

指甲硬而脆，易折断，表示经脉气血积滞，气血濡养不到指甲，多见于年老体弱者。

（五）软指甲

指甲软而薄，表示营养吸收不良或有慢性消耗性疾病，微量元素不平衡，肝血不能濡养指甲。

不管硬指甲还是软指甲，都是指甲得到营养的濡养。所以感觉自己的指甲不理想，最好要补充一些复合型的多种维生素片。

观半月痕知健康

　　只要留心观察，就会发现许多人的指甲下部会有一个白色的半月痕。

　　半月痕究竟是什么，有什么奥秘？为什么有些人有，有些人没有？

　　汽车司机是怎么知道汽车后面汽油箱里的汽油够不够呢？这就要看前面的油表板了。那么人生这么漫长的旅途，又怎样才能知道自己后面的两个肾精力足不足呢？这就要看指甲上的半月痕了。半月痕的变化，犹如汽车上的油表一样，它会告诉人体：什么时候"满油"，什么时候到了"底油"，什么时候"没油"；还可以告诉人体加什么样的"油"。可惜许多人在漫长的人生旅途上，不太留意这个影响身体至关重要的人体健康"油表"。终于在人生百岁的旅途中，许多人半路抛锚。

一、什么是半月痕

　　在指甲下方1/5处（见图63）出现一个白色的半月形，这就叫半月痕，有些人称之为小太阳。

　　指甲是阴经阳经交接处，甲床有丰富的血管及神经末梢，是观察人体气血循环变化的窗口。《黄帝内经》讲："阴阳交泰生动气，动气者十二经之根本。"可见，指甲半月痕又称健康圈，是人体精气的代表。

半月痕的发育深受营养、环境、身体素质的影响。俗话说：一滴精十滴血。意思是说，一滴精的产生需要耗用十滴血。当人大病一场，疲劳透支，气血亏空，精力消耗过度，或月经崩漏时或生小孩后半月痕就会模糊、减少，甚至消失。由此可见，半月痕可以直接反映人体正邪的状况和推断疾病以及预后的吉凶。

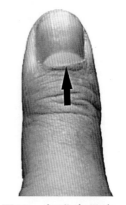

图63　标准半月痕

二、半月痕的作用

中医的精是构成人体的基本物质。精来源于先天的禀赋及后天饮食营养。中医认为，气不耗归于肝为血，血不耗归于肾为精，精不耗归于骨为髓。精是人体内带有生命信息的高级能量物质，是人体生命动力的源泉。半月痕是人体精髓的窗口，表示人体精髓的贮存量。精是化生元气（人体能量）的根源，因此由精所化生的元气具有的作用是：

（1）濡养全身五脏六腑。

（2）推动气血的正常运行。

（3）抗御外邪（免疫能力）。

（4）产生抗衰老物质。

（5）形成遗传物质——精子。

俗话说：精足人壮。精气充足，生长发育和生殖功能正常则精力充沛，体力强壮，机体免疫力强；反之，精气衰弱，则生长发育不良，机体免疫力下降，容易衰老，关键是自我修复能力差。半月痕不但是人体精力的表示，是观察健康的窗口，而且还是人体自我迅速修复的一种高级能量标记。没半月痕的人，自我修复能力都比较差，一些小外伤甚至挤个暗疮都会容易留下疤痕，更不要说大病了。生活中看到很多家属在医院哀求医生要全力抢救其亲人时，医生全力抢救后往往会说一句话：我们已尽力了，看天意吧！天意就是病人平时的保养，半月痕就是天意的标记。

"精不足补之以味"。精的补充最好是优质中性蛋白质，如花粉、奶类、蛋类、豆类、鱼类和黑色类、坚果类、种子类、胚胎类等食物。只要保证营养，坚持手疗疏通井穴，一般1个月后就会长出一个半月痕，往往是先长拇指，以后依次是食指、中指、环指、小指，半年后才能长全。如果长期熬夜，夜生活精力消耗过度则半月痕又会很快消失。

民间有这样的说法：精足人壮（半月痕足）、精弱人病（半月痕变色）、精少人老（半月痕少）、精尽人亡（无半月痕）。到了只有拇指才有半月痕时，体内精力实际上在告诉你已经到了"底油"了（见图64、图65），需赶快补充优质中性蛋白质来加"油"（见图66）。如果指甲没有半月痕，一旦有

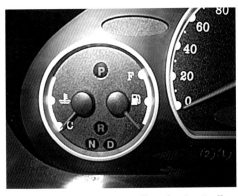

图64　汽车到了底油警示标志"E"

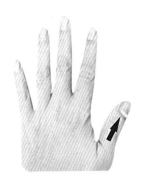

图65　"底油"拇指半月痕

病，身体自我修复的能力就很慢（图67）。不过没半月痕的人并不表示有病，而是表示身体精力不足，能量不够了，即使暂时无病，也需要迅速补养身体。生活中往往看见一些人未老先衰，一些人总是风韵犹存，区别就在于有没有半月痕。

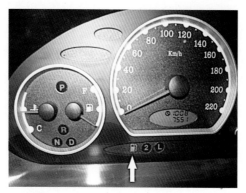

图66　汽车到了加油警示标志

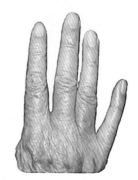

图67　底寒没有半月痕

三、正常半月痕

正常半月痕要有三种特征：

（一）数量

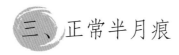

双手8～10个手指要有半月痕。8个手指都有半月痕相当于汽车油箱加满了油（见图68）。

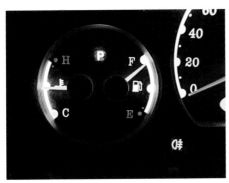
图68 汽车油表"F"充满油

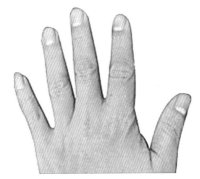
图69 五指半月痕

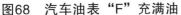

（二）形态

正常半月痕面积占指甲的1/5（见图69）。半月痕太大了，会阳气过盛，火气偏大。半月痕太小了，则阳气不足，容易疲劳。

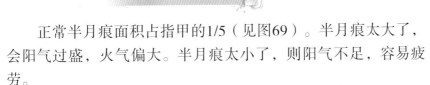

（三）颜色

人体的精髓是奶白色的，反映在半月痕上也是奶白色的（见图69），并且是越白越好，表示精力越壮。半月痕越白，质量越高，相当于汽车的"98号汽油"。半月痕灰白质量就下降，相当于汽车的"90号汽油"。半月痕变色人体体质就下降，能量不足也容易发生疾病。生活中汽车越好，汽油质量标号就要越高，同样我们这样宝贵的生命应该用最高标号的能量。

四、不正常半月痕

半月痕越少，表示精力越差，能量不足则体质寒，关键是自我修复的能力差，容易衰老。能量不足中医则表示阳虚，阳虚生内寒，表示其人底子属寒，身体手脚特别怕冷。无半月痕者，虽不表示有疾病，但是需要注意的是，往往不病则已，一病则较难痊愈，即使伤风感冒也难痊愈。同时没有半月痕的人，到中年后，性生活往往因精力不足显得特别力不从心。

不正常半月痕可分三种类型：

（一）寒底型——无半月痕

寒底型提示体内阳气虚弱而阴寒较盛。由于能量不足，这种人的脏腑功能低下，则容易手脚寒冷，容易疲劳，容易过敏，容易感冒，容易衰老，甚则容易痰湿结节凝聚、发生肿瘤等病。

无半月痕的人（见图70），由于能量不足，生活上要注意不能出汗。俗话说：夺汗者无血，汗多伤精。因为出汗太过，会耗损能量。故此，无半月痕的人，运动时以身体发热便可，不可贸

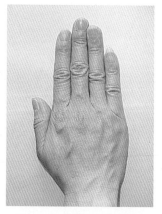

图70　五指无半月痕

然出汗。凡是出汗后显得更加疲劳的人，就是能量消耗过度。社会上流行的"请人吃饭，不如请人出汗"，就不符合这类人了。

（二）热底型——半月痕过多过大

半月痕过多，甚至连小指也有半月痕者（见图71），或半月痕过大、超过指甲1/5（见图72），均属热底型。热底型提示人体内阳气盛，脏腑功能强壮，身体素质较好。但在病理情况下，则是阳气偏盛，脏腑功能亢进。可见面红、上火、烦躁、便秘，易怒，口干，食量大，不怕冷，好动，容易发生高血压、高血糖、中风等病。

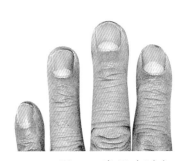
图71　半月痕过多

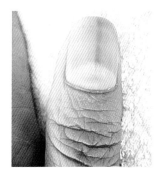
图72　半月痕过大

半月痕过多过大，是体内能量（火气）过盛的标志，能量过剩，火气过大。凡是这类人最好要出汗，通过出汗，消耗部分能量，体内才能得到平衡。因而这些人出汗后，身体就会感觉非常舒服。不过40岁以后的人运动时要记住：不可不出汗，不可出大汗。

（三）寒热交错型——边缘不清

半月痕的边界模糊不清，颜色逐渐接近甲体颜色者（见图73），属寒热交错型或阴阳失调型。

寒热交错型提示人体内有阴阳偏盛偏衰的变化，寒热的变化可因保养的不同而异，如因过度服用寒凉物质清热而导致身体虚寒，或因过度服用温热物质祛寒而导致上火。用药失调、劳损过度，也可导致半月痕发生变化。

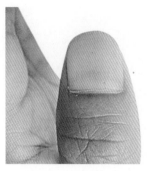

图73　半月痕边缘不清

初期：半月痕边缘开始不清。

中期：半月痕开始缩小。

后期：半月痕逐渐减少并消失。

能量不足身体体质由热变寒，精力衰退逐渐走向衰老，体弱多病。许多医生由于只注重局部清热消炎，而没有注意到半月痕这个身体素质的重要信号，给病人长期食药，耗损了人体过多的能量，结果给病人造成了太过的伤害。所谓"食药食药，越吃越弱"就是这个道理。其根本就是忽略了半月痕这个人体体质警告信号的变化。

五、半月痕面积

（一）半月痕面积小

半月痕面积小于指甲1/5或无半月痕（见图74），则表示精力不足，人体吸收能力较差。如果半月痕突然晦暗、缩细、消失，往往会患有消耗性的疾病，如肿瘤、出血等。

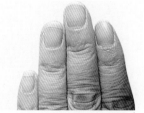

图74　手指无半月痕

（二）半月痕面积大

半月痕面积大于指甲1/5，则多为心肌肥大，易患心脑血管硬化、高血压、中风等疾病（见图75）。

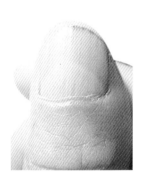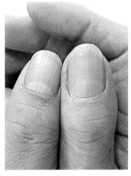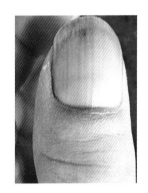

图75　半月痕增大　图76　半月痕颜色对比　图77　半月痕颜色灰白

六、半月痕的颜色

（一）半月痕奶白色

半月痕奶白色（见图76），表示精足强壮，体质好，身心健康。半月痕灰暗，表示精弱，体能下降。

（二）半月痕灰白色

半月痕灰白色（见图77），则表示精弱。精弱则意味着能量不足，从而影响消化吸收功能的运化，容易引起气血不足，疲倦乏力，体质下降。

（三）半月痕粉红色

半月痕粉红色（见图78），表示脏腑功能下降，体能消耗过大，提示容易发生慢性消耗性疾病，如糖尿病等。

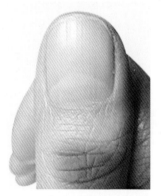 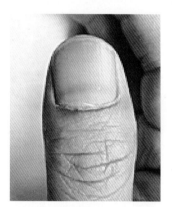

图78　半月痕颜色粉红色　　　图79　半月痕颜色晦暗

（四）半月痕晦暗

半月痕晦暗（见图79），边缘不清，表示气血瘀滞、气血循环障碍，供血供氧不足，容易发生心脑血管疾病。

（五）半月痕黑色

半月痕晦暗或黑色（见图80、图81）常见于大病将至患者，多见于严重心脏疾病，肿瘤或长期服药，药物和重金属中毒。

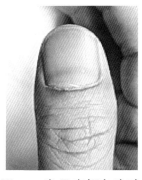

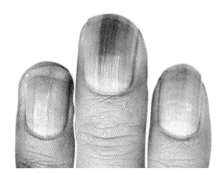

图80　半月痕颜色晦暗　　　　图81　指甲黑色毒素多

七、半月痕如何判断身体状况

（一）精足人壮

（1）半月痕奶白色。

（2）半月痕占1/5指甲大小。

（3）8个手指以上均有半月痕。

半月痕同时符合以上三个条件的都属于精足人壮（见图82）。

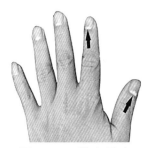

图82　正常半月痕

（二）精弱人病

半月痕灰白、粉红、晦暗都属于精弱多病（见图83、图84、图85）。

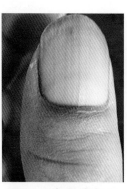
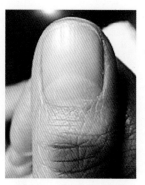
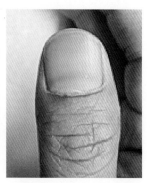

图83　半月痕灰白　　　图84　半月痕粉红　　　图85　半月痕灰暗

（三）精少人老

半月痕很小很少或只有拇指有半月痕的人（见图86、图87），体质较弱，恢复能力差，而且很容易衰老。

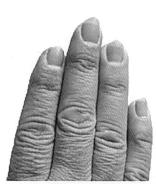
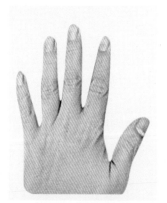

图86　半月痕小　　　　　图87　半月痕少

（四）精尽人亡

精尽人亡（见图88），表示没有半月痕的人，衰老很快，提醒要赶快恢复精力，并不是马上死亡的意思。

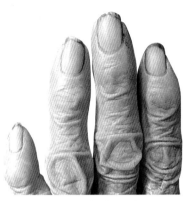

图88　没有半月痕

八、五指与半月痕的关系

（一）拇指半月痕——关联肺脾

拇指半月痕呈粉红色，表示胰脏功能不良，胰脏功能减退，身体容易疲倦，容易感冒，严重会引起糖尿病。半月痕呈粉红色，是在本身还没有感到任何异常前的警告。

（二）食指半月痕——关联胃肠

食指与肠胃关系密切，当食指的半月痕呈粉红色时，表示胃、大肠的消化吸收不良，食欲自然减退。

（三）中指半月痕——关联神志

中指与心包经关联，当一个人精神状况不稳定，或过于紧张劳累时，一定会感到头昏，思路不清楚，失眠多梦。此时中指半月痕会呈粉红色。

（四）环指半月痕——关联内分泌

环指半月痕呈粉红色，表示关联内分泌的三焦经发生异常。三焦经异常，会因寒热失调引起体质下降，造成因阴阳失调引起的内分泌失调、更年期综合征、月经不调等病症。

（五）小指半月痕——关联心肾

当心脏血液循环不良、内脏功能异常时，都会出现某些自觉症状。小指的半月痕虽然显得特别粉红，但是心脏方面的疾病却没有任何症状。

因此，大部分的心脏病患者早期都不能自知，直到病情恶化时，才猛然发现。因此，在日常生活中，经常有人突然暴毙。故此，观察心脏活动的状况，最好的检查就是观察小指和中指半月痕。

九、半月痕为什么会消失

现代的生活方式，许多人喜欢熬夜、身体透支、夜生活、不良饮食习惯等等，不能把营养物质转化为精髓储蓄起来。常见一些手脚冰冷的人，总是长不出半月痕来，实际上说明了身体已经透支，能量不足，犹如冬天温度低，万物也很难生长一样。

（一）熬夜最快消耗半月痕

子时（晚上11点至凌晨1点）以后经脉气血回归脏腑，是体内形成贮存能量的最佳时候，如果这时继续熬夜，特别是子夜性生活，对肾精的消耗要比白天多。现代社会工作紧张，夜以继日，相信很多半月痕不足的人，都有这样一种体会，常常因为熬夜一晚，睡上3个白天也补不回来。特别是性生活过度，大量耗损精力，半月痕也随之消失。

（二）崩漏最快消耗半月痕

大部分手脚冰冷、月经不调的女性，半月痕都不容易长起来，特别是月经崩漏、流产或刚生完小孩的女性，半月痕都会严重丢失。俗话说"一滴精十滴血"，因为月经崩漏和生孩子要耗用了女性大量的气血。记得我太太在生完小孩后，突然对我说她的半月痕全部都没有了，经过半年的精心保养后半月痕才逐渐恢复。可见半月痕最能反映人体能量和精力的耗用状况。现代紧张的生活方式和不良的饮食习惯，许多女性朋友往往容易月经不调，甚至崩漏，故不少女性的手脚都特别寒凉，只剩下拇指才有半月痕了。

（三）寒性生冷食物最快消耗半月痕

现代人熬夜生活，人体能量消耗过大，造成虚火上升，许多人就很喜欢饮食寒性食物和冰冷食物来降火，生冷寒凉食物进入体内，需要耗用大量的能量，这些人是很难长出半月痕的。不妨留意一下，广东虽然天气较热，但广东煮菜煲汤都喜欢放生姜。新加坡、印度尼西亚这么热，但是他们的咖喱饭、咖啡、胡椒都是很有名气的。

（四）清热消炎最快消耗半月痕

现代生活节奏过快，连消炎清热都想快，动则吃药打针，中西药杂进，过量的消炎清热苦寒药物，甚至比化疗对身体能量的消耗更大。所以，食药过多、身体虚弱、体质寒凉的人，也是很难长起半月痕的。

实际上半月痕充足，就是告知我们身体有足够的精力和能量，去消除身体的一些小病和日常疲劳。而现代的生活方式，饮食的不良习惯，太早太快消耗了人体自身的这种能量，以致许多人精力不足、身体虚弱、未老先衰甚至英年早逝，真是令人慨叹！

（五）不可不出汗，不可出大汗

上了40岁、半月痕少的人，运动时要特别注意掌握一个原则：不可不出汗，不可出大汗。出大汗实际上需要耗用人体大量的能量。小孩感冒发烧、打针吃药、出汗消耗能量后就能退烧，但是病后体弱就是因为能量耗损过多。一些无半月痕的人，为什么桑拿汗蒸后反而特别累呢？就是因为出汗耗用了大量的能量。故此，无半月痕的人，日常运动是不宜出大汗的，最好是做一些能让你连续坚持的一些有氧运动。比如坚持走路半小时出点微汗就是最好的有氧运动。但是半月痕过多，才可以多出汗，否则能量过剩日常生活中就会火气很大。

十、如何迅速恢复半月痕

汽车只要加满油，驾驶室的仪表板马上就可以看到指针指向F（full）。只要充满了油，司机开起车来就会很踏实了。那么人生漫长的旅途，如何才能走完全程呢？要健康长寿，想身体好，日常生活就要随时学会给身体充"油"才行。问题是日常生活怎样才能迅速恢复和保持半月痕呢？以下的方法很值得参考。

（一）不要熬夜学打坐

日常生活中，能不熬夜尽量不要熬夜。因为长期熬夜，人体精力的消耗是不管你吃什么高级营养都补不回来的。所以要养生就不要为一些不值得做的事去熬夜。如果工作不得已要熬夜，就要学会打坐练深呼吸。同时熬夜的第二天中午一定要躺下来休息，才能补回熬夜耗用的能量和时间。

（二）不吃生冷寒性食物

由于现代生活方式，人们夜以继日地工作，一旦熬夜，不但消耗大量精力，还因此产生虚火。许多人一旦虚火上升，烦躁易怒，就以为自己很热气，总喜欢去吃生冷寒凉物质来降火。人体内能量不够，就会加大精力的消耗，又产生了虚火，形成了恶性循环。喜欢吃生冷寒凉的人，虽然暂时不一定有什么大病，但是以长寿的生命物质来换取身体的暂时平衡，时间长了这些人总比同龄人要衰老得快。所以日常生活应尽量少吃生冷寒凉的食物，因寒凉太伤人了。我也做了20多年老师，从来也没有咽喉痛，躺下就能睡，极少失眠多梦睡不着。生活只要有规律，就不会失调出现虚火上升，就不需要用生冷寒凉食物来降火了。特别不要轻易喝凉茶和吃消炎清热的药。

（三）尽量多吃中性蛋白质

俗话说：气不耗归于肝为血，血不耗归于肾为精，精不耗归于骨为髓。精髓的形成是需要大量优质的蛋白质，并耗用大量的能量才能转化而成的。

生命是蛋白质的存在形式。日常生活中，牛肉、羊肉、乌龟、水鱼都是含丰富蛋白质的营养食物。但是按中医阴阳学说来分，牛肉、羊肉是热性的蛋白质，吃多了会容易上火，乌龟、水鱼是阴性的蛋白质，吃多了会腻滞，偏吃了都会造成蛋白质氨基酸成分失调，对形成半月痕都不利，只有多吃一些中性的优质蛋白质，人体需要的蛋白质氨基酸才能平衡，半月痕才能迅速形成。

什么是中性的优质蛋白质呢？常见的是豆类、奶类、蛋类、鱼类、坚果类等食品，还有最好的是营养全能的植物花粉。花粉是雄性植物的精子，能迅速补充人体所需要的各种营养，补充精力，很快形成半月痕，所以最好每天都能吃上10~20克花粉。花粉一定要破壁的才能较好被人体吸收，最好是复合多种花粉。日常生活中不管你吃再多的肉，一定不要忘记补充这些中性蛋白质。我们到草原就知道，不管你吃多少肉，关键是每天还要喝奶茶。所以实际生活中，不要以为天天大鱼大肉便可，关键是千万不要忘记还要喝杯牛奶或酸奶。营养均衡才能形成半月痕。

（四）打通井穴通经络

有些人营养也够了，也不熬夜了，但半月痕还是很难长出

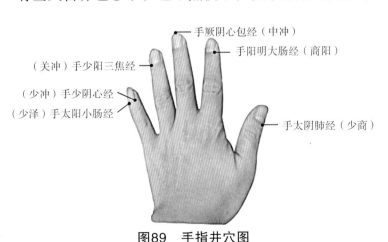

图89　手指井穴图

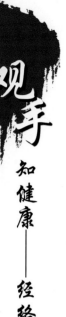

来。这种情况多数是缺乏经络锻炼，造成经气堵塞不通，精气运转不上来，仍然不能形成半月痕。故此平常学会指趾头多揉按，打通指趾头上的井穴（见图89），消散经络上的结节，就能迅速看到半月痕，手法参考手疗篇。

（五）清热消炎要谨慎

现代的生活方式，许多人疲劳透支，虚火上升，无病呻吟，甚至带病工作，小病大治，病欲速效，医则中西杂进，故有不死于病者，而死于药者。由于过量的清热消炎解毒药会耗损人体的阳气，所以使用时要谨慎。纵观大自然的生物，并能进化遗传至今，一定都有一种天生天养的自我修复能力。许多动物得病后都会静静躺下来休养，大自然神奇的能量就能对天地间的生物进行天然的自我修复。

在考察百岁老人的过程中，发现许多健康的百岁老人指头仍然还有半月痕（见图90）。百岁老人他们能活过百岁，靠的就是人体内的这种自然修复能量。千万年来，生命中的抵抗能力，就是不断与外界病毒、细菌、真菌作斗争而产生的。现代的预防医学免疫方法，也是基于不断培养人体内的这种自然免疫能力。故此清热消炎要谨慎，不要小病大治，动则打针吃药。人生一点精力尽为后天人为所损耗，殊为可惜。

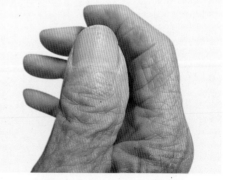

图90　百岁还有半月痕

（六）保温最重要

有一本书《养生就是养阳气》写得很好：人死了就凉了，只要有点暖气，人就不会死。身体组织达不到一定的温度，能量不足，身体的各种新陈代谢就会下降，身体组织活动生发不起来，体质就会下降。因而日常不但不宜吃生冷寒性食物，保证体温非常重要。考察百岁老人，他们一年四季都穿长衣服。他们避风如避箭，不像现代人吃冰喝冷，穿露背装、露脐装，还要熬夜，耗散了大量的能量。许多年轻人是以青春来赌明天，赌到明天一身病。

保温提升能量最简单的方法就是中午1~3点钟在大自然阳气最盛的时候，温灸脐中神阙穴和大椎穴各10~20分钟（见图91、图92），只要腹温能提升到35℃以上，人的整个体质和免疫力就会发生翻天覆地的变化，精力（半月痕）就会迅速产生。

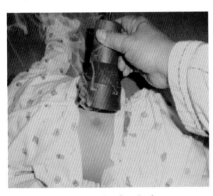

图91　温灸肚脐

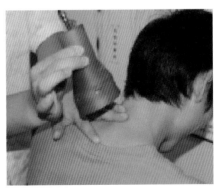

图92　温灸大椎

观青筋知健康

 一、体内积滞青筋多

有过打吊针的人都知道，在打吊针之前，护士总会先用橡皮筋扎住上肢，让青筋凸现出来，以方便打针。

现实生活中，我们没有用橡皮筋扎住手臂，为什么许多人上肢会凸现许多青筋呢？青筋究竟是什么呢？对人健康有什么影响呢？

青筋又称静脉血管，通常指把血液送回心脏的血管。当静脉血液回流受阻、压力增高时，青筋常常在人体表面出现凸起、曲张、扭曲、变色等反应症状。为什么血液回流受阻呢？实际上就是体内积滞所致。各种瘀血、痰湿、热毒、积滞等生理废物不能排泄出体外，就会导致全身各个系统都会发生循环障碍。此时在脸部、腹部、脚部特别在手掌和手背的青筋就非常明显。故此，青筋凸起的原因，就是体内积滞的缘故。

如果血脉中胆固醇、血脂积滞过多，血黏稠度过高则血液循环障碍，就会容易引起血脂高、血糖高、血压高等心脑血管疾病。

如果经脉中有痰、湿、瘀、热、毒、积滞堵塞，就会加剧炎症反应，不通则痛，使痛症加重。

如果在胃肠道内废物、毒素、细菌、黏液、宿便发生积滞，则久积成毒，毒害人体，轻则形成各种黑斑、白斑、血痣，重则导致肿瘤、癌症。

根据科学家尸体解剖的研究，发现癌症和衰老都是由于血瘀、废物的积滞引起，可见积滞是百病之源。故《黄帝内经》讲：经脉者，决死生，调虚实，不可以不通。

根据临床经验，有以下症状者都可以考虑积滞的存在：

（1）大便难，颜色黑，黏稠大，大便时间长，用厕纸多。

（2）胃纳差，食不甘，口干涩，舌苔厚。

（3）容易疲倦，容易感冒，反复感冒。

（4）气短乏力，精神不佳，头脑不清，失眠梦多。

（5）按摩、拔罐、拍打、刮痧容易出现痧斑点块、阳性反应物。

（6）容易皮肤过敏，皮肤色素沉着，多见青筋、老人斑、雀斑、黄褐斑、白斑、血痣等。

（7）食凉觉寒，食热觉热，虚不受补。

（8）长期性的劳心劳力、工作紧张、精神抑郁。

（9）经常性自我感觉低热。

以前面4种症状为主的人，多数处于亚健康状态，随着以上症状越多，则说明体内积滞程度越深，多数处于疾病状态，甚则大病将至和肿瘤发生。

总之，人体身上出现的青筋，是体内废物寒、湿、痰、瘀、热、毒积滞的一种外在反

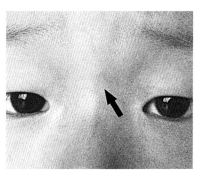

图93　小孩鼻梁青筋

映。俗话说："青筋过鼻梁，无事哭三场"（见图93）。这是指小孩消化不良，肠胃积滞，就在鼻梁上出现青筋。身体内的废物积滞越多，青筋就越明显。一般几天不通便的人，青筋就特别明显，通过青筋的形态就可以观察出体内积滞的状况。

二、青筋——积滞的性质

（1）寒——寒湿结节。
（2）湿——疲倦乏力。
（3）痰——脂肪结节。
（4）热——上火炎症。
（5）瘀——瘀血痛症。
（6）毒——肿瘤癌症。

三、青筋的形态、颜色

（一）青筋形态——积滞的程度

（1）青筋—轻；
（2）凸起—中；
（3）扭曲—重。

（二）青筋颜色——毒害的程度

（1）青色—轻；

（2）紫色—中；

（3）黑色—重。

一般随着青筋的形态、颜色变化程度加深，则表示体内废物积滞越严重。如果青筋到达凸起、扭曲、紫黑时，往往表示体内积滞的废物越毒，一旦久积成毒，将会大病将至。总之，身体上任何部位出现青筋，都表示相应部位所代表的问题。

四、青筋对人体各部的影响

不同部位出现的青筋，就表示所对应的脏腑经络组织有积滞，因而人体内的代谢废物越多，身体的青筋就越多。

（一）手背青筋

手背青筋（见图94、图95）提示腰背部有积滞，容易导致腰肌劳损，疲劳乏力，常见腰酸背痛，甚至出现肌肉紧张、硬结节。

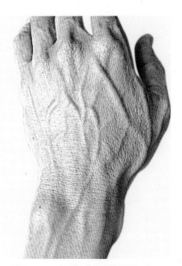
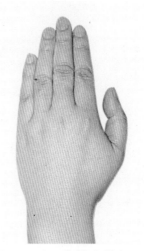

图94　手背青筋腰腿酸　　　　图95　手无青筋身体好

（二）手指青筋

1. 小孩指节青筋

小孩指节有青筋（见图96、图97），提示肠胃积滞，消化不良，甚则成疳积。

2. 成人指节青筋

成人指节有青筋不但提示肠胃有积滞、宿便等消化系统问

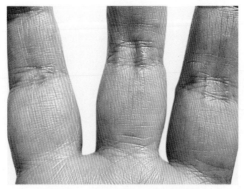
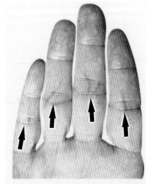

图96　指节青筋肠胃积滞　　　　图97　指节青筋肠胃积滞

题，而且积滞还影响到头部血管微循环障碍，导致脑血管供血不足，所以成人指节有青筋则容易头脑不清，严重则头晕、头痛、中风。

3. 食指指节青筋

食指指节有青筋（见图98）不但提示大肠积滞，并且容易左侧肩周痛。小指指节有青筋，则提示小肠积滞，并提示容易右侧肩周痛（见图99）。

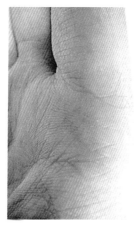
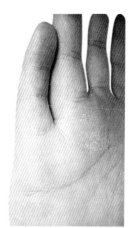

图98　食指青筋左肩痛　　　图99　小指青筋右肩痛

4. 拇指指掌关节青筋

拇指指掌关节有青筋凸起、扭曲，提示心脏冠状动脉硬化，紫黑则要注意冠心病的发作（见图100）。

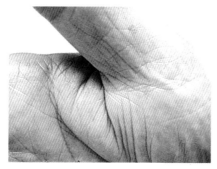
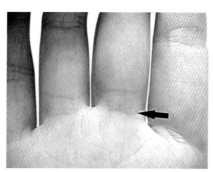

图100　拇指青筋心脏病　　　图101　中指青筋易中风

5. 中指指掌关节青筋

中指指掌横纹处有青筋凸起、扭曲，提示脑动脉硬化，容易头痛头晕，紫黑则要注意中风（见图101）。

（三）手掌青筋

1. 大鱼际青筋

大鱼际有青筋（见图102），往往提示腰腿痛或下肢风湿关节痛。

2. 腕横纹线青筋

腕横纹线有青筋（见图103），往往提示妇科疾病，如月经不调、带下、囊肿、肌瘤等。

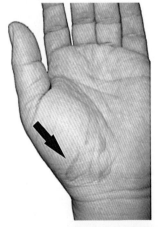 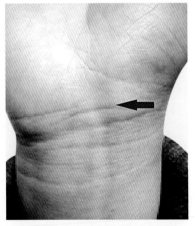

图102　大鱼际青筋腰腿酸　　　图103　腕横纹青筋问妇科

3. 内关青筋

内关有青筋（见图104）往往提示心脏方面疾病，如心肌劳损、心烦、心闷、心跳、失眠、多梦等。

内关青筋越靠近内关穴，则越早发生如失眠、多梦、心慌、心跳等心脏方面的症状，内关青筋越凸起、扭曲、紫黑，则心脏疾病症状越严重，甚则预示着心脏将要发生大病。

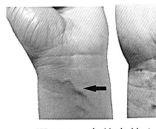
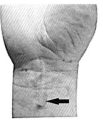

图104　内关青筋心翳闷

有一次为一位70多岁的老人家咨询健康时，发现他内关的青筋明显凸起、紫黑，就提示说：3个月内如身上有任何不舒服或疾病，哪怕是伤风感冒也要到医院去检查，因为怕你并发心脏病。3天后，这位老人家就打电话过来说："他正在医院，要感谢我。"我问是怎么回事，他告知说："开始对我的话不以为然，但是到了第3天起床时突然全身无力，像散了架一样，思量最近又没有出外运动，突然想起我的话，就去医院检查，殊料就在医生检查时突然心脏病发作，医生立刻及时抢救，连医生都说我很有福气，来得及时，所以我很感谢你。"

4. 生命线内侧青筋

生命线内侧有青筋（见图105）多见于因长期工作压力，情志忧郁，肝胆郁结，容易引起口苦口干、烦躁、胸闷、肝胆病等。

图105　生命线内侧青筋肝郁结

5. 虎口生命线起端青筋

虎口生命线起端有青筋（见图106）多因工作压力或情志抑郁，容易引起女士月经前后乳房胀痛或乳腺增生。

6. 全掌青筋

全掌青筋（见图107）甚至连手指节间都能见到，提示整个肠道不但积滞甚至宿便形成，其人多患有习惯性便秘或静脉瘤、痔疮等。改变排便习惯后，青筋会逐渐浅淡、消失。

手掌到处可见青紫色的青筋，表示由于肠胃积滞，血液酸性，含氧量低，血液凝聚积滞，容易导致血脂高、血糖高、血压高等症。

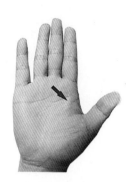 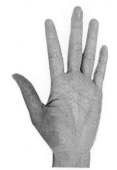

图106　虎口生命线青筋乳房胀　　图107　全掌青筋积滞多

7. 肩部青筋

肩部有青筋（见图108）容易发生顽固性的肩周炎，而且特别难治。

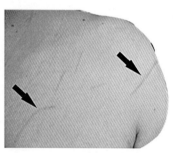

图108　肩有青筋肩周痛

（四）头部青筋

1. 太阳穴青筋

当太阳穴青筋凸起时，往往提示头晕，头痛；当太阳穴青筋扭曲时，表示脑动脉硬化；紫黑时则容易发生中风（见图109）。

2. 额头青筋

额头有青筋（见图110），提示因长期劳心劳力、紧张、工作压力或心情压力，容易引起脑动脉硬化。

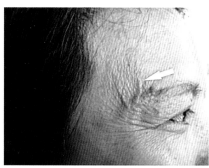

图109 太阳穴青筋易中风

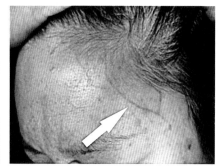

图110 额头青筋多头痛

3. 鼻梁青筋

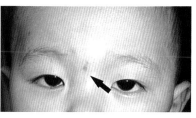

图111 鼻梁青筋积滞多

小孩有胃肠积滞，一般都在鼻梁上出现青筋。故之鼻梁有青筋（见图111），提示肠胃积滞，并容易引起胃痛，腹胀，消化不良，大便不利。青筋紫色时则积滞情况更加严重。但是一般5岁以后往往就不在鼻梁上，而是在手上出现青筋了。

4. 眼袋青筋

俗话讲：脾虚眼袋大，肾虚眼袋黑。眼袋有青筋（见图112），小孩容易便秘，女士往往是提示妇科疾病，如月经不调、带下。

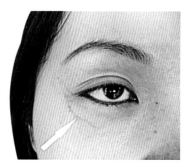

图112 眼袋青筋便秘多

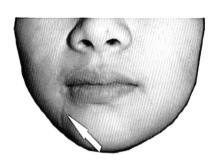

图113 嘴角青筋膝酸软

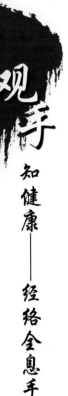
5. 嘴角腮下青筋

嘴角腮下有青筋（见图113），往往提示妇科疾病，带下湿重，疲倦乏力或腰膝酸软，下肢风湿。

6. 舌下青筋

舌下青筋（见图114、图115），相应于心脏的冠状动脉，舌下有青筋凸起容易引起心脏疾病，心肌劳损。如果青筋凸起、扭曲、紫暗，则容易发生冠心病。

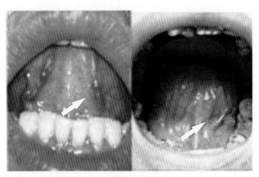

图114　舌下青筋心血管

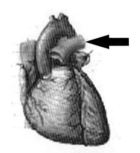

图115　心脏冠状动脉

（五）胸腹部青筋

1. 胸部青筋

胸部有青筋多因情志抑郁引起经行乳房胀痛，青筋凸起就

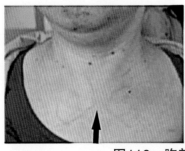

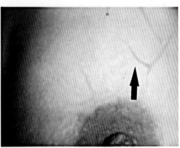

图116　胸部青筋乳结节

要注意乳房结节、乳腺增生的发生（见图116）。

2. 腹部青筋

俗话说的"青筋过肚"，这已经是比较严重的经脉堵塞，多数已是肝硬化腹水或肿瘤癌症晚期。可见腹部有青筋往往是比较难治的疾病（见图117）。

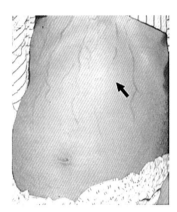

图117　腹部青筋病难治

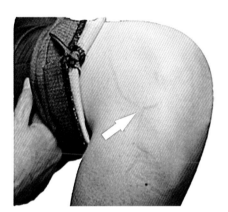

图118　膝部青筋痛难蹲

（六）下肢青筋

1. 膝部青筋

膝部青筋提示膝关节风湿关节痛，甚至关节肿大，行走不利，下蹲困难（见图118）。

2. 小腿青筋

小腿青筋凸起、静脉曲张严重者（见图119），往往容易发生腰腿疾病，风湿关节痛。特别多见于久站的老师，久行的农民或喜欢热时冲洗凉水的人士。青筋是由于静脉血管冷热相搏凝聚而成。因为寒则入骨伤筋，由于下肢静脉回流受阻，最后久积成疾，甚则影响有些血压高的人吃降压药也很难降压，这是许多人日常生活中不够注意的问题。所以，下肢有青筋的

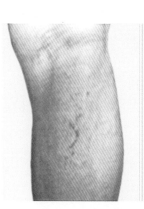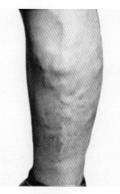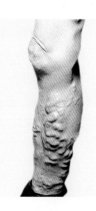

图119　小腿青筋肢倦怠

人，一定要学会日常自我按摩放松，并注意从此不能用冷水洗脚。

　　总之，人体任何地方出现青筋，不但影响外表美观，更重要的是提示身体废物积滞的反映。青筋即积滞，清除关键是平时要学会清肠排毒。清肠排毒与通便概念不同，很多人总以为天天大便就正常，忽略了清肠排毒。这就等于我们日常生活中经常要清除厕所、水壶里的污垢一样。日常生活中，学会运用清淡饮食来清肠排毒、拍打按摩手法来清除体内积滞，消除青筋的凸现是最好的方法。

观三斑知健康

一、什么是三斑

大部分人到了一定年纪后，体表都会长出一些斑点，其中最主要有黑斑、白斑、血痣，统称三斑。三斑与人的健康关系密切。

《黄帝内经》说："有诸形于内，必形于外。"青筋就是积滞的代名词。俗话说：久积成毒。当身体废物积滞堆积到一定程度时，久积就会成毒，毒素就会在人体内慢慢地毒害人体，堵塞经脉、血管。在人体身上、手上、脸上就会形成各种斑点，俗称老人斑、黑斑、白斑、血痣等。故此青筋是积滞的代名词，人体表面的各种斑点也是人体发生积滞的另一种反映，而且积滞更加严重，更能说明问题。

（一）黑斑——瘀血积滞

黑斑（见图120）包括了老人斑、雀斑、黄褐斑等，多见于手背、脸上和身上。

不是老了就一定有老人斑，日常所见凡是喜欢吃肉、大便不畅、运动少、有心脑血管疾病的人到了年纪往往就容易产生黑斑，所以大多数人就以为老人就有老人斑，而且

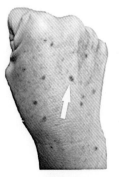
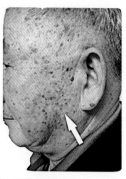

图120　血脉瘀滞黑斑多

还以为是正常的，甚至还有的人说是寿斑。实际上黑斑并不是什么寿斑，反而提示是血脉瘀血的积滞，黑斑越黑越瘀，越容易发生心脑血管的疾病，就像俗话所说的叫"棺材钉"。

（二）白斑——毒素积滞

白斑（见图121）形状大的如黄豆大小，小的如芝麻大小，多见于手背、身上，脸上很少见。日常生活中多见于身上有肿瘤或癌症的病人比较多白斑。白斑提示体内毒素的积滞已瘀塞经脉，并且白斑越白越堵。故此白斑附近的皮肤都容易晦暗瘀黑。另外一种白癜风多成片发展则不属于这种白斑。

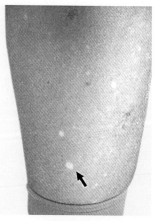

图121　毒素积滞白斑多

（三）血痣——肝胆郁滞

血痣（见图122）形状大的如枸杞子大小，小的如蚊子咬

过，就像一种小血泡，多见于身上胸胁、腹部、手臂和下肢。

凡有脂肪肝、慢性肝炎、胆囊炎、胆结石、酒精肝的病人身上几乎都有血痣。身上有血痣提示肝胆代谢功能紊乱，脂肪痰湿毒素积滞。

不论什么形态颜色的斑，根源都是体内不同废物积滞的外在表现，都是不好的斑。斑是后天形成的，不注意保养就会越来越多，越长越大，说明毒害越来越深。

但是先天形成的痣与这种血痣不一样，先天的痣分为红痣和黑痣，一般终身不变。红痣是人体气血的精聚，故有红痣者吉之说。但血痣则不一样，是后天形成，是肝胆受损的警告信号。

黑痣是人体气血的凝滞，表示黑痣所主的部位气血衰弱，流通不畅，容易阻滞。往往到了一定时候对人体就会产生影响，故说黑痣者凶。

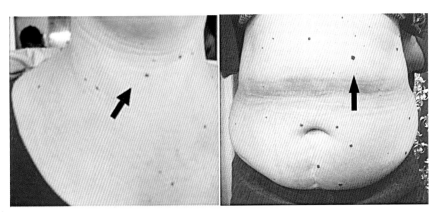

图122　肝胆疾病血痣多

二、清除三斑的方法

许多人总以为人老了就会有老人斑，我在广西永福县考察百岁老人，30位百岁老人几乎都不长老人斑，见《百岁秘诀》一书（见图123）。实际上我认识的许多真正健康的长寿者和注意保养的人身上都没有三斑。其实，

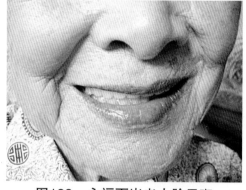

图123　永福百岁老人脸无斑

斑在身上的出现并不是在乎好看或不好看，关键是斑提示了体内各种废物对人体的毒害程度，严重地威胁了人的健康，并且三种不同的斑却提示了人将死于疾病的三大杀手：心脑血管疾病、肿瘤和肝硬化。因此要想远离疾病的三大杀手，日常一定要学会一些清除三斑的方法。

俗话说：人要无病肠要干净，人要长命血要干净，人要无痛经脉要通。纵观永福百岁老人为什么长寿百岁身体好，原来健康很简单，主要是饮食清淡，大肠干净，血液干净，再加上热爱劳动经络通。现代生活好吃好住，只要吃肉过多就容易长斑，那么，日常生活中如何有简单和有效的方法呢？我很喜欢以下方法：每周一天要素食，学会清肠通大便，经常运动出微汗，经络学会温灸拍。

手掌全息定位

一、手掌体质区定位

一个人的体质是偏酸性或偏碱性，可以从手掌上加以区分和识别（见图124）。故此，观察人的手掌，即可了解人的健康状态。

掌中生命线所包容的区域常定为碱性区，这一部位大而丰满，其体质偏碱性。从头脑线以上到指根部为酸性区，酸性区越大，体质就越偏酸性。总之，在疾病方面：碱性体质者，多属机能亢进，阳气过盛，易患高血压，动脉硬化，脑溢血，糖尿病；酸性体质者，多属机能下降，阴气过盛，易患低血压，气喘，胃下垂或癌症。

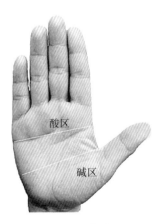

图124 酸碱区

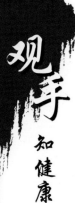

（一）碱性体质的特点

（1）生命线较长，它所包围的掌区比头脑线包围的要大。

（2）手掌向下手指伸出时，偏向拇指一侧弯曲。

（3）各手指间紧贴在一起（间隙小），身体偏肥胖。

（二）酸性体质的特点

（1）生命线较短，它所包围的掌区较小，头脑线以外的掌区较大。

（2）手指伸出时偏向小指一侧弯曲。

（3）各手指间间隙大，身体偏瘦弱。

比较	碱性体质	酸性体质
皮肤	面色红润	面色苍白
肌肉	壮实	柔软
头发	秃头者多	易脱发白发
血压	高血压者居多	低血压者居多
分泌	汗多	汗少
睡眠	睡少（失眠）	睡多（昏睡）
性格	好食肉，易冲动，好斗	好食素，勇气不足，平静快乐
运动	喜运动，运动后更兴奋	喜安静，运动后易疲劳
阴阳	阴虚怕热	阳虚怕冷
疾病	糖尿病，高血压，中风，心脑血管疾病	胃溃疡，哮喘，癌症，风湿
营养	蛋白质、脂肪过盛	蛋白质、营养不足

酸碱区应一样大小，则属于中性体质。一般中性体质身体适应力比较强，比较稳定，容易心平气和，身体健康。

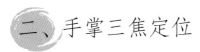 二、手掌三焦定位

根据手掌的全息定位，手掌又可以分为三焦区（见图125），反映人体的上、中、下状况。

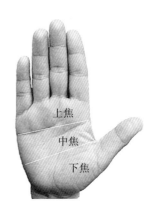

图125　三焦区

头脑线起端与感情线起端的连线以上，食指、中指两指同身寸宽度为上焦区。上焦区主心肺、头面五官疾病。

拇指尺侧缘垂直线与上焦线之间，食指、中指两指同身寸宽度为中焦区。中焦区主肝胆、脾胃、大肠、消化系统疾病。

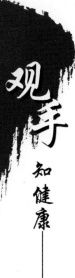
（三）下焦区

中焦线以下到腕横纹线之间，食指、中指两指同身寸宽度为下焦区。下焦区主泌尿生殖、内分泌及腰腿疾病。

通过手掌三焦定位，可以观察手掌上、中、下的色泽不一样，就可以了解到身体上、中、下的寒热虚实的状况。通常见于上焦区红则热，中焦区暗则瘀，下焦区白则寒，所以多数人上热下寒。

三、手掌九宫定位

以八卦方位观察人体健康的关系，是我国自古以来习用之法，各个卦符均为一区，均为坤、兑、乾、坎、巽、离、震、艮八区，加掌中心中宫为第九区。八卦九宫在手掌都是人体内脏的反射部位（见图126）。通过手掌九宫定位，观手时就能迅速在定位上发现异常点，并了解该区域所对应的身体状况。

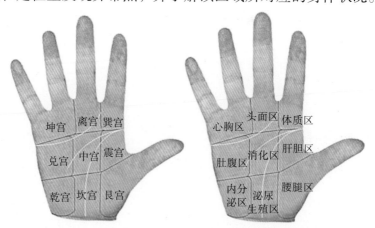

图126　九宫图

（一）乾宫（内分泌区）

乾宫位于小鱼际下方（见图127），腕横纹的上方，如拇指大，表示内分泌系统的状况。反映糖尿、小肠、大肠、阑尾等状况。

（1）糖尿病——在手掌小鱼际乾宫中间部位，有如拇指头大小、边缘不清的泛红斑块。

（2）阑尾——在手掌小鱼际乾宫中间部位成点状。

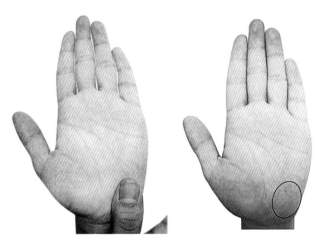

图127　内分泌区

（二）坎宫（泌尿生殖区）

位于腕横纹中间上方（见图128），如拇指大小，表示肾和泌尿生殖系统的状况。

坎宫属水配肾，是体内泌尿生殖系统功能状况的手诊观察部位。坎宫位置凹陷过于严重，异常斑点并有乱纹者多有性功能低下，男性多有阳痿早泄、前列腺炎，女性多易患不孕、月

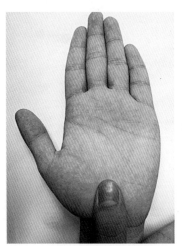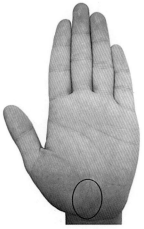

图128　泌尿生殖区

经不调、子宫肌瘤。

（1）肾——中指垂直平分线下焦区上方的左右两侧。

（2）膀胱——在左右肾区的下方。

（3）前列腺（男）、子宫（女）——在手掌根部腕横纹中间上方区域。

（4）卵巢及输卵管——在子宫部位的两侧。

（三）艮宫（腰腿区）

位于拇指下方大鱼际（见图129），如拇指头大。

艮宫属土，主脾胃功能，艮宫下方青筋浮露，肌肉晦暗，多提示脾虚不能化湿，容易腰膝酸软，湿重疲倦。艮宫上方肌肉瘦削、无弹性，表示心脏循环系统状况欠佳。

（1）心脏——手掌大鱼际处，拇指横纹下方，如拇指大小。将大鱼际分为左右两半，靠拇指侧为左心，靠小指侧为右心。上 2/5 部分为心房，下 3/5 部分为心室。

（2）心冠状动脉——拇指指掌关节横纹中间。

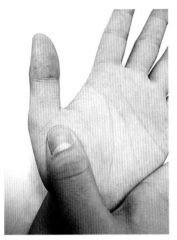
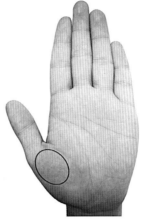

图129　腰腿区

（3）腰腿——在大鱼际底部，靠拇指侧的下1/2区。

（四）震宫（肝胆区）

位于生命线拇指侧（见图130），如拇指头大。该区色泽发暗者，多见肝胆气滞，无华者多有心情抑郁、胸胁闷痛、乳腺增生，甚至肝胆疾病。

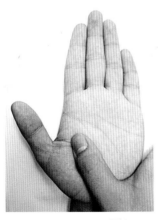
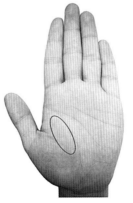

图130　肝胆区

（1）肝——在生命线拇指侧及生命线与头脑线的夹角区域，如拇指头大。

（2）胆——在拇指尺侧缘垂直线与生命线交点的大鱼际侧。

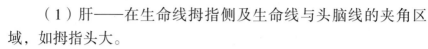

（五）巽宫（体质区）

位于食指下，如拇指头大小（见图131），表示身体素质的现状。

该区扁平、凹陷、苍白、多乱细纹者，多是先天不足，身体较弱，血压偏低，容易疲劳乏力，失眠，多梦，颈椎病。

（1）失眠、多梦、疲劳、困乏——在手掌食指近掌节的区域及该段下方。

（2）肩周炎——在手掌上部两侧。食指下方左侧为左肩，小指下方右侧为右肩。

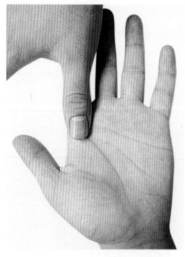
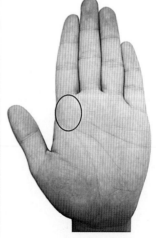

图131　体质区

（六）离宫（头面区）

位于中指下方，如拇指头大小（见图132），表示头面、眼、耳、鼻、喉、五官的状况。中指根掌丘不饱满，该区晦暗，气色斑异常，易患头面五官疾病。

（1）鼻——在中指指掌交界线中点的下方。

（2）眼——在鼻的手诊部位两侧。

（3）牙——在鼻手诊的下方，咽手诊的上方。

（4）咽喉——在中指竖直平分线与手掌感情线的交点处偏上。

（5）头痛——在手掌中指近掌节上端。

（6）头晕——在手掌中指近掌节下端。

（7）高血压——在中指近掌节的靠拇指侧。

（8）低血压——在中指近掌节的靠小指侧。

（9）脑血管——在中指根部的左右两侧。

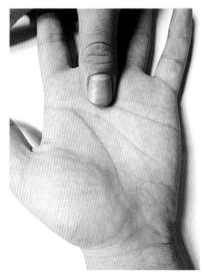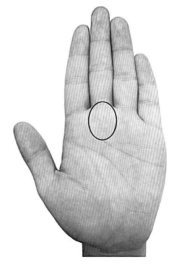

图132 头面区

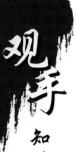
（七）坤宫（心胸区）

位于环指和小指下方，感情线上方（见图133），表示肺脏呼吸系统状况。该区位置凹陷，肤色枯白无血色，容易发生呼吸系统、气管方面疾病，如肺气不足。

（1）支气管——在环指与小指的指缝下方，竖直向下至感情线的区域。

（2）肺——在支气管手诊的两侧，左肺在环指的下方，右肺在小指的下方、感情线的上方。

（3）心包——支气管下方与感情线交叉处为心包所在，表示精神情志方面的疾病。

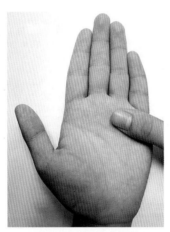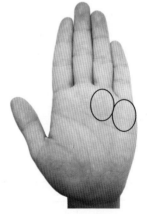

图133　心胸区

（八）兑宫（肚腹区）

位于感情线下方的小鱼际（见图134），表示腹部大小肠的状况。

兑宫凹陷、斑点性红白相间，提示大肠功能紊乱，容易发生溏泄或便秘等慢性结肠炎。

（1）升结肠靠小鱼际环指侧。

（2）降结肠靠小鱼际小指侧。

（3）横结肠靠小鱼际感情线下方。

（4）小鱼际中间属小肠区。

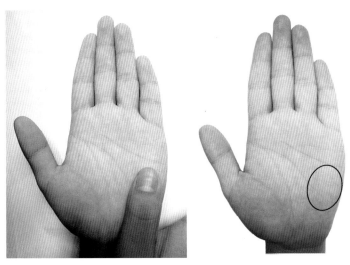

图134　肚腹区

（九）中宫（消化区）

位于手掌中央，头脑线下方（见图135），表示脾胃消化系统状况。

中宫属火，表示营养、代谢状况和目前健康状况的吉凶。中宫区可反映胃肠功能状态，古人云："中央深处号中宫，色似黯黑定灾殃。"中宫深凹，四周掌丘拱起其中掌褶纹清晰，颜色粉红有光泽者，表明胃肠功能良好，心情愉快，情绪稳定，身体健康。

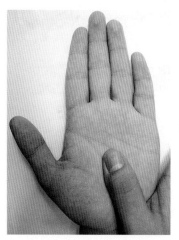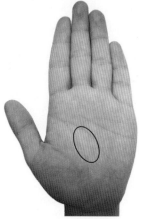

图135　消化区

（1）胃区在手掌中心，头脑线下方，如拇指大。包括胃、贲门、幽门及十二指肠。

（2）脾区在环指垂直线下，感情线与头脑线之间的方庭位置。

（3）食管在中指垂直线，感情线与头脑线之间。

中宫区信息提示：

（1）中宫纹理散乱，多有七情困扰，常因忧郁以致失眠，身体虚弱。

（2）中宫潮红则虚火上升，多见于植物性神经功能失调，或慢性消耗性疾病。

（3）中宫寒凉、干枯苍白，多见于脾胃虚寒，消化吸收不良。容易便溏胃胀。

（4）中宫青暗提示容易胃病发作。

全掌分为9个区，观全掌时，关键是先在9个区中找异常区，比如9个区气色润泽一致称为常色，如果有1～2个区气色异常，特别不同于其他区的常色，就要注意观察这个区的状况了。如果9个区都晦暗无光泽，则说明病情已经扩散，更加严重。

观手掌气色知健康

手掌色泽包括手掌的光亮润泽程度和掌色变化两个方面，观掌最重要的是，首先掌握指与指、掌与掌、手与掌的常色和异色的对比，才能对整体素质有个概念。特别手指头是十二经井穴的地方，经脉气血阴阳交替之处，也是微循环密集的地方，最能反映心脑血管的状况。而手掌则是反映五脏六腑的状况，实际上掌指的关系就是内脏与心脑的关系。

一、指掌颜色对比

观掌色关键观全掌和局部，全掌往往代表整体状况，局部异常往往代表全息所对应的疾病内脏。例如：

（一）指头色对比手掌色

（1）手指头偏红、手掌偏白（见图136），多见于上热下寒，容易咽喉痛。

（2）手指头颜色越红，手掌偏暗，则越是容易疲劳乏力。

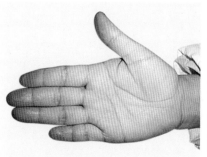
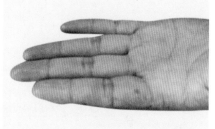

图136　指头色对比手掌色　　　　图137　指头色对比指节色

（二）指头色对比指节色

指节间颜色偏暗（见图137），特别是指节充满青筋，则是消化系统的问题，多是大肠已经积滞。

（三）掌色对比腕后气色

全掌色对比手腕后的掌色（见图138），全掌色越红则血黏稠度越大，甚则血脂偏高。

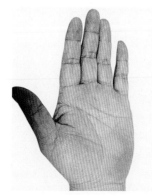
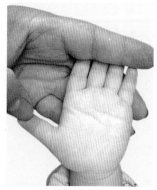

图138　掌色对比腕后气色　　　　图139　婴幼儿掌色上下均匀

观手

知健康——经络全息手诊

总之，掌色过深、过浅或指掌颜色不均匀，甚至出现其他颜色，多为健康状况异常的征象。

健康婴幼儿的手掌色就比较均匀（见图139）。

二、三焦对比

全掌代表全身，大部分不注意保养的人士，在手掌三焦定位上的颜色变化就可以体现出人的基本状况：

（1）手掌上焦部分偏红，属热。主心肺、头面、五官有热，多见心火盛、烦躁、失眠、多梦、咽喉炎等上焦疾病。

（2）手掌中焦部分偏暗，属气滞血瘀。主慢性消化系统疾病，容易发生肝胆、胃肠疾病。

（3）手掌下焦部分偏白、偏暗，属寒。主泌尿生殖系统疾病，容易发生妇科、男科和下肢的疾病。

（4）上焦区红、下焦区白，容易发生上热下寒的症状，多见于上则喉咙痛、下则手脚冻的症状。

（5）如果全掌上、中、下三焦气色不均匀，主上下阴阳失调，就容易出现一种全身性讲不出的不舒服的失调症状（见图140）。

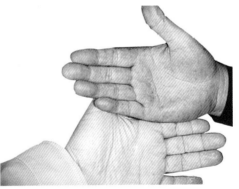

图140　全掌气色不均匀

三、手掌色泽

望色的概念是根据手掌上不同部位的颜色及其变化来诊断身体的健康状况或疾病情况。我国为黄种人，正常人的手掌呈红黄隐隐，明润光泽，气色均匀，这种人的身体素质好。

（一）望色

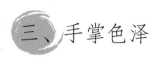

《灵枢·五色篇》中认为：五色含五脏，"青色"代表肝胆，"赤色"代表心，"白色"代表肺，"黄色"代表脾，"黑色"代表肾。凡属于太过或不均匀之色的就是病色。手掌五色，是指白、红、黄、青、黑。五色代表不同脏腑的属性和不同性质的病症，观手掌气色关键要观全掌和局部气色的变化。简述如下：

1. 白色

（1）全掌色白，多表示寒证、虚证。

（2）局部异常白点，多表示对应脏腑炎症。

2. 黄色

黄色表示湿证、慢性炎症。湿证是中医的一个概念，如肝炎就是湿证的一种；肠功能失调，倦怠，腹胀，无食欲是湿证的又一表现。机体患了慢性病，手掌就会出现黄色或老茧，如在胃区出现黄色或老茧，则有慢性胃炎或消耗性疾病。

3. 红色

（1）全掌偏红，表示气血循行瘀滞。

（2）手掌局部异常红点，表示炎症加重。

（3）局部鲜红点，表示脏器正在出血。

（4）棕色表示止血或手术切口愈合情况。

4. 青色

（1）青色表示气血瘀滞，当人的情绪发泄不出来时，肝郁气滞，手掌肝区也会出现青色，这都是气血瘀阻的状况。

（2）青色表示疼痛，如在腰腿区出现青色，表示这些器官因受凉引起腰腿酸痛或功能障碍。

5. 黑色

（1）黑色表示曾患过重病或长期服药等。

（2）老人黑斑表示生理性衰老。

（3）黑色提示肿瘤病变的信息。当全掌晦暗无光泽时，在手掌全息定位上又发现黑色、凸起、边缘不清的斑点时，就要考虑癌症的病变。

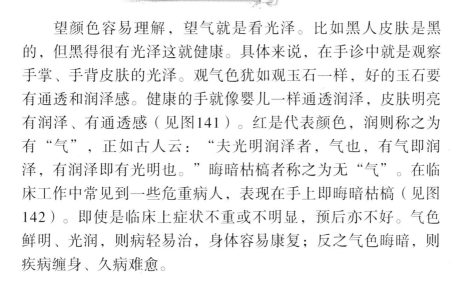

（二）望气

望颜色容易理解，望气就是看光泽。比如黑人皮肤是黑的，但黑得很有光泽这就健康。具体来说，在手诊中就是观察手掌、手背皮肤的光泽。观气色犹如观玉石一样，好的玉石要有通透和润泽感。健康的手就像婴儿一样通透润泽，皮肤明亮有润泽、有通透感（见图141）。红是代表颜色，润则称之为有"气"，正如古人云："夫光明润泽者，气也，有气即润泽，有润泽即有光明也。"晦暗枯槁者称之为无"气"。在临床工作中常见到一些危重病人，表现在手上即晦暗枯槁（见图142）。即使是临床上症状不重或不明显，预后亦不好。气色鲜明、光润，则病轻易治，身体容易康复；反之气色晦暗，则疾病缠身、久病难愈。

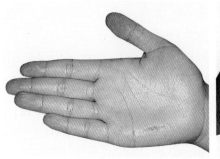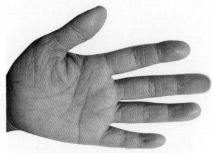

图141　全掌气色鲜明润泽　　　图142　全掌气色晦暗枯槁

（三）色泽的变化

（1）气色异常点显现的位置在皮肤深处，说明病在里。一般表示病症为慢性病，病情较重。

（2）气色异常点显现的位置在皮肤表浅处，说明病在表。一般表示病症的初起阶段，病情轻，易治，预后好。

（3）若手掌上的气色异常点由浮变沉，说明其病症在加重。相反则说明病症在减轻。

（4）气色浅淡，是身体正气虚的征象；气色深浓，是身体邪气盛的征象。气色异常点的变化如在所属反射区内密集积滞，表示病症逐渐加重。反之气色异常点逐渐消散，表示病情好转。

（5）皮肤显得较厚，纹理较粗，说明内脏纹理增厚、老化。

（6）皮肤显得较薄，光滑发亮，说明内脏功能太虚弱。

（7）全掌色晦暗，局部出现黧黑、凸起、周围边缘不清的斑点，呈蜘蛛网状扩散，则更应引起注意，应及时去医院检查，以排除恶性肿瘤的可能性。

四、观手背知健康

手背反映了人体背部的全息规律（见图143）。

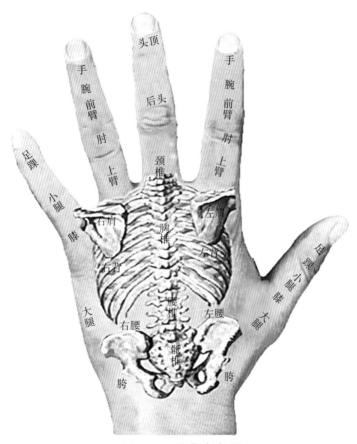

图143　手背全息图

（1）手背青筋凸起、扭曲，有黑斑、结节、痛点，则同时反映腰背的相应问题（见图144、图145）。靠手背上部主肩背问题，靠手背下部主腰腿问题。

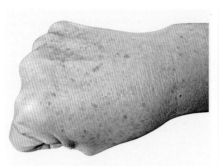
图144　手背老年斑反映腰酸

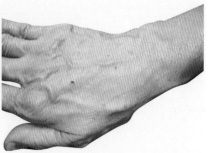
图145　手背青筋反映腰痛

（2）食指指掌关节侧有青筋，反映了左侧肩周问题；小指的指掌关节侧有青筋，反映了右侧肩周问题。如果这两个关节畸形增生或附近有青筋凸起，多提示颈椎增生、偏歪、肩周炎（见图146、图147、图148、图149）。

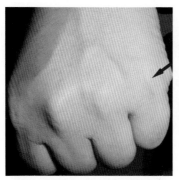
图146　手背青筋肩周炎

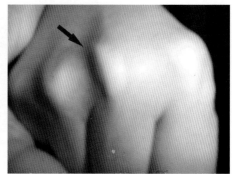
图147　指掌关节和颈椎偏歪

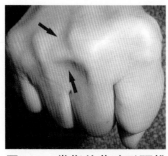
图148　掌指关节畸形颈椎增生肩周炎

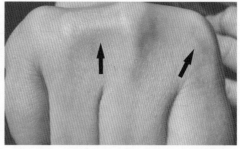
图149　指掌关节间肌肉凸起肩周硬

（3）手背中指指掌关节握拳时凸起的关节相当于人体第七颈椎的凸起，此关节面的形态反映了颈椎的状况。如果此关节畸形、偏歪都能反映出颈椎问题。

一般这个关节靠小指侧有畸形或偏歪多提示颈椎右侧问题，靠拇指侧畸形或偏歪多提示颈椎左侧问题（见图150、图151）。

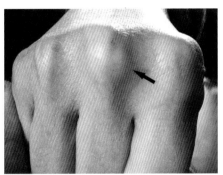

图150　中指掌指关节凸起颈增生

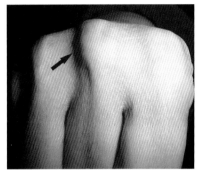

图151　中指掌指关节偏歪颈椎不正

（4）手背发亮，像涂了油一样，则提示人体困湿，多见腰膝酸软；手背亮泽延伸至全个手背，提示湿重严重，往往全身疲倦乏力（见图152）。

（5）小指麻痹，提示第七颈椎问题。环指麻痹，提示第六颈椎问题。中指麻痹，提示第五颈椎问题。如果是四肢麻痹，则是血虚问题。

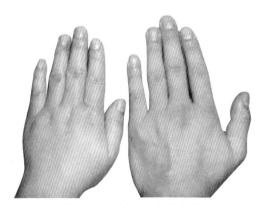

图152　手背发亮湿气重

观手纹知健康

世界上没有两个人的手纹是完全一致的，这使手纹诊断是对这个生命体负责，从而具有可靠性。

掌纹是遗传基因的一种外在显示，当内外界因素一旦形成发病的条件，掌纹就会发生变化，提示这种遗传疾病的发生。通过掌纹的这种显示，就可以提醒人们注意身体，趋吉避凶，这是掌纹最实用的地方。

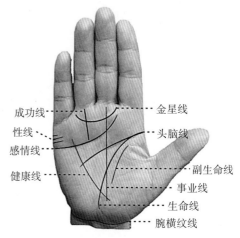

成功线
性线
感情线
健康线
金星线
头脑线
副生命线
事业线
生命线
腕横纹线

图153　手纹图

我们可以把手掌中的掌纹（见图153）看成如同大地上的河川一样，掌纹的分布就像具有能量的导管，带着生命之水流向全身的地图（见图154、图155）。掌纹就像河流一样有大有小、有深有浅、有清有浊和有快有慢。主要掌线和支线可以看成是河流的主流和支流，支线就像河流的支流灌溉周围的土地一般，会把主（掌）线的影响力带到手中其他的部位，反映在我们掌纹的形态上。深刻的掌线畅通无阻，没有受到任何的横

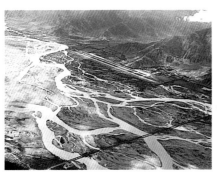

图154　大地之河

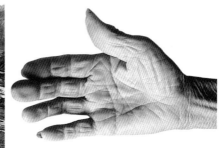

图155　生命之纹

线阻挡，表示能量流通顺畅。若是掌线有阻碍纹或是岛纹等，则显示能量的时断时续。许多皱纹的产生就是生命之河的干枯，体内缺水或受损的早期警告信号。

　　观掌纹的基本原则是掌握掌纹的长短、深浅、粗细、弯直、颜色、形态和一些异常纹。

一、生命线——肾线

　　生命线是手掌上重要的三大主线之一。生命线起源于食指与拇指之间，呈抛物线形，一直向手腕线延伸（见图156）。

（一）健康的生命线

　　健康的生命线，其手纹线条深刻明显，清晰不断，呈粉红色，逐渐

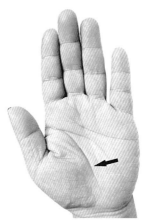

图156　生命线

变细消失，此视为最佳生命线。抛物线所包围的大鱼际范围越大，则身体素质越强。如果小指不过三关，生命线就显得更重要了。

生命线主要提示人的精力、体质、能力、健康和疾病的状况。

（二）生命线的生理意义

（1）表示一个人精力的强弱和个性的缓急。

（2）表示一个人是否生过大病或发生意外危险。

（3）表示一个人的健康状况，即先天遗传素质和后天保养的状态。

（三）生命线的形态

1. 生命线的粗长细短

生命线象征着主宰生命的河流，故此生命线的粗细、长短与深浅，就预示着人体不同的健康状态。

（1）长的生命线：长的生命线一般视为健康长寿的征兆，的确表示此人的生理状况较佳，预示健康时间可以维持很长的时间。但长的生命线并不是长寿的保证，生命线真正表达的信息是生命的品质而不是寿命的长短（见图157）。

（2）粗深清晰的生命线：粗深清晰的生命线，表现为生命力强，体质强，体力好，能迅速恢复精力，不易患病。

（3）纤细的生命线：纤细的生命线，意味着体质柔弱，缺少活力，对体能运动往往没有太大的兴趣。

（4）较短的生命线：较短的生命线，往往表示早年体能

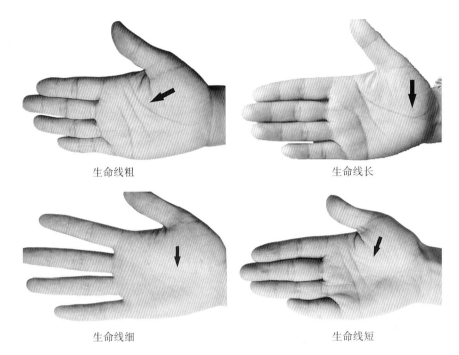

生命线粗

生命线长

生命线细

生命线短

图157　粗长细短的生命线

的恢复比较快，由于早年消耗过大，不注意保养，中年以后容易顿觉气力衰退，并且代表生活中容易有重大的改变，有移居国外的可能。

2. 生命线的弧度大小与健康（见图158）

一般来说，生命线向外伸展形成一个大半圆形，扫过手掌中央，生命线的弧度就相对的大一些，大鱼际的面积加大了。这样的生命线，一般标志着健康状况良好，身体抵抗力强，并代表此人个性

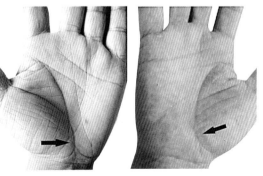

图158　生命线弧度大（左）和生命线弧度小（右）

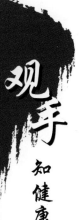
外向，生机蓬勃，乐于付出。而弧度越大，性格越率直开朗。相反，生命线紧包着拇指，那么生命线的弧度就相对小了，由它围成的大鱼际面积也相对变小。这种生命线就预示着体弱多病、易患感冒等病，并代表此人比较喜欢独处，甚至自私。

3. 生命线断开

生命线突然间截断，往往显示活动力的不足，就要注意身体的健康问题了。一只手生命线断开，不一定是危险的信号，多是有惊无险，但两只手的生命线都断开，则要注意重大疾病或意外的发生（见图159）。

4. 生命线的岛纹、斑点和障碍线

（1）在手掌的生命线上，如发现有岛纹、斑点、障碍线（见图160）等，这就要引起注

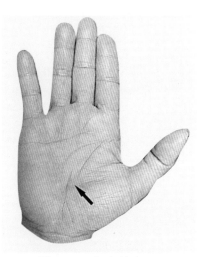

图159　生命线断开

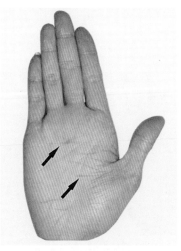

图160　斑点和障碍线

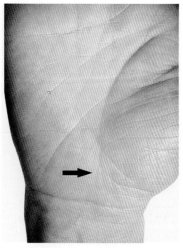

图161　鱼尾纹

意。一般情况下，障碍线可视其为有情绪的干扰，而岛纹、斑点，则是慢性疾病的影响。倘若岛纹比生命线本身粗而显著，那就说明身体的病变比较严重了。

（2）生命线下方出现的多数支线，称为鱼尾纹（见图161）。这种鱼尾纹越多，则说明熬夜过多，性生活过度，精力耗损过多，都会在手上留下痕迹。

（四）生命线全息表示

（1）生命线流年一般是从纹路的起点到终点算起（见图162），按传统说法，生命线起于食指和拇指中间，那么起点就是儿童时期。生命线的长度一般相当于80岁左右的生命特征，可按年龄一个阶段一个阶段往下排，直排到80岁左右，中点则表示40岁左右的时段，中间到起端的中点表示20岁，中间到末端的中点表示60岁，以此类推。长有长分，短有短分。有一个问题要注意，在排流年时，一定要用"大约"的年数，遇到纹线短的，排流年时也要把短线视作人生的全过程，只不过是那一小段一小段距离也跟着相应地缩短罢了。通过手纹流年可以感知人一生的身体状况和发生疾病的时间。

（2）生命线的长度又可以反映一个人全身的生命信息，起端代表头部开始，中部代表躯体，末端则代表腰腿下肢。以此类推，可以预测身体发生疾病的部位（见图163）。

（3）生命线的起端呈链状纹，提示小孩时期营养不良，体弱多病，容易感冒，多发生咽喉疾病。

生命线中段阻力纹干扰，提示中年多有压力干扰和疾病意外，多发生消化系统疾病。

生命线末端鱼尾纹，提示晚年精力衰弱，体弱多病，多发生腰腿和泌尿生殖系统疾病。

因而生命线基本可以将人一生的健康状况表现出来（见图164）。

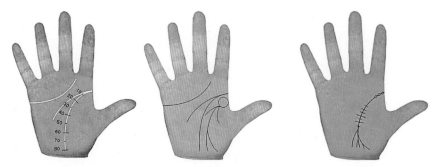

图162　生命线流年　图163　生命线全息图　图164　生命线一生状况

（五）生命线长短的意义

生命线的长短与寿命的长短无正比的关系。生命线长并不是长寿的保证，有些人认为"生命线短就是短寿"的说法是无稽之谈。有关科学家经大量的临床实践，在1952年就已否认了这个荒谬说法。我观察了许多百岁以上的老人，反而大部分老人生命线都并不是很长。究其原因，长寿关键是注意保养身体。不过长的生命线的确表示此人的生理情况较佳，预示健康可以维持很长的时间。生命线长短的差距在于，生命线长的人，体力与恢复能力都比较好。但是生命线短的人，提示早期生命力旺盛，而40岁后容易疲劳透支，晚年体弱多病。因而生命线短的人，早年都因精力旺盛而太过拼搏。生命线是肾线，精力提早透支，40岁以后就一定要注意保养了。而生命线长，则表示一生的生命力比较均匀。故此通过生命线的形态，人们就可以及早地做好人生旅途的奋斗和保养时段。

观手
知健康——
经络全息手诊

二、头脑线——肝线

头脑线又称为智慧线、肝线。一般起点与大鱼际线在一起，纹线逐渐变细，终于小鱼际到环指下垂直线处（见图165）。好的头脑线，表示心智能力非常强，思路清晰，能够弥补手相中其他较弱之处。具有深刻清晰的头脑线，思考就越清明，事实联想很有逻辑性，理解力极佳，能够长时间专心工作。特别是现代社会，成功全靠脑袋，即与头脑线相关。故此头脑线的形态、长短、弯

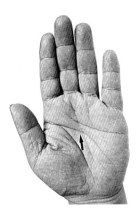

图165　头脑线

直的意义非常重大。特别是生命线不好的人，头脑线就显得更重要了。因为有头脑事业才能成功，有智慧生命才能长久。

（一）标准的头脑线

标准的头脑线，纹深而长，明晰不断，颜色红润弯曲成优美的弓形，表示其人智慧高，心情乐观而健康。此线向来被认为司掌智慧、脑力与神经系统的强弱。

头脑线所显示出来的健康与疾病方面的信号，大体上来说，是反映头脑方面和肝胆方面的问题。由于人类的精神生活愉快与否，往往会对生理有很深的影响，故能明显表示出生活态度以及支配环境的能力。

（二）头脑线的生理意义

（1）表示一个人的思维能力、反应能力、记忆能力、适应能力、决断能力。

（2）表示脑神经、脑血管功能正常运行的调节能力。

（3）表达肝胆对一个人的性格和情绪的调控能力。

（三）头脑线的形态

1. 头脑线长

头脑线（见图166）长则属于思维能力强，爱问问题，兴趣广泛；又长又弯则表示容易思考过度，甚则钻牛角尖、想入非非。

2. 头脑线短

头脑线短则属于反应能力强，心境较为实际，做事专一。据调查分析，社会上多数专家的头脑线通常较短直。头脑线越短，表示反应越快、性急、固执，甚至近乎于粗鲁。

3. 头脑线直

头脑线直代表性格率直，做事专注，言直性爽，过于平直，表示肝火盛、急躁、固执。

4. 头脑线弯

头脑线弯表示思维能力强，想象力丰富，是个沟通人才。据调查分析，社会上多数画家、诗人、作家都会有这样的头脑线。不过末端过于下垂者，容易忧思多虑，易患神经官能症。

5. 头脑线有其他纹

头脑线有断纹，表示头部容易受伤或是生活方式完全改变。

头脑线星纹，表示有实质性的生理病痛。

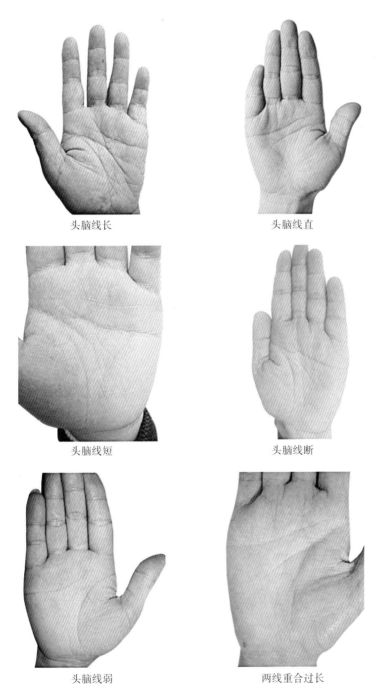

头脑线长　　　　　　　　　头脑线直

头脑线短　　　　　　　　　头脑线断

头脑线弱　　　　　　　两线重合过长

图166　头脑线的形态

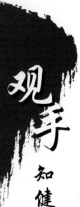
头脑线有岛纹，表示无法在有压力的情况下工作，并容易发生脑部循环障碍问题，头晕头痛，甚则脑部疾病。

6. 头脑线微弱

头脑线微弱不清，则表示此人不容易集中心灵能量或将想法顺利表达出来。

7. 头脑线和生命线重合

头脑线和生命线重合部分较长者，显示此人天性较为依赖，很容易受家庭及家庭背景的影响。

如果重合处出现锁链纹，提示幼年营养不良，体弱多病。

如果两线距离较远者，如川字掌则显示此人勇于冒险，敢说敢干，也比较容易仓促下决定。

一般弯长的头脑线思维能力强，适合从事脑力工作，体育运动中最好下棋。而短直的头脑线表示反应和行动力强，体育运动中最好打乒乓球了。因此，现代经济社会中根据自己的遗传表达掌纹来发挥自己的特长就显得更重要了。例如：头脑线短的人就不适合做财务工作。

（四）头脑线全息表示

头脑线（见图167）起端有链状纹，表示幼年营养不良，多患呼吸系统疾病，容易感冒和咽喉发炎。

头脑线中端有干扰纹，表示中年用脑过度，比较劳心，容易头晕头痛，如果形成岛纹则要注意脑瘤的发生。

头脑线末端太长、分叉、鱼尾纹，则说明用脑过度，容易神经衰弱、失眠、多梦、易醒、入睡难。

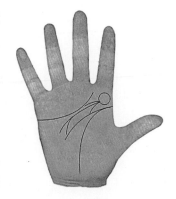

图167　头脑线全息图

三、感情线——心线

感情线也叫心线。

感情线是由小指侧的掌边开始，弯向食指方向，到达食指和中指指缝之间为标准（见图168）。

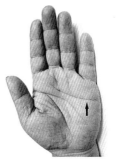

图168　感情线

（一）健康的感情线

健康的感情线纹理清晰、深刻，连贯无断裂，颜色红润，末端不可短于中指中心垂直线为标准。标准感情线在食指和中指之间，天性温柔亲切，爱得很深，喜欢为你所爱的人做事，包括对情人、家人和朋友都是如此。顾名思义，感情线一般是用来判断一个人的感情状况的。实际上，感情线不但代表情爱，也表达了关于心脏和血管方面的宝贵信息。因而通过感情线来检查一个人的身体状况，能清楚地反映出以心脏为主的循环系统的运行状况。

（二）感情线的生理意义

（1）反映心血管状态和情志。

（2）反映情绪的控制能力。

（3）可以检查一个人的感情生活好坏。

（三）感情线的形态

1. 感情线清晰

感情线深刻清晰显示此人对感情有自信，对人温和慷慨。但如果此线是手中最突出的掌线，则可能显示此人容易让感情控制了生活中的其他方面。感情线有此现象的人，通常较为冲动，不去考虑后果。

2. 感情线直

感情线直心也直，对感情深思熟虑。对感情线较直的人来说，非常重要是要找到志同道合的朋友。

3. 感情线长

感情线长、终点在食指的底部，表示在感情上有完美主义的倾向，对所爱的人标准很高，期望也很高，一旦认定一个人，就会全心付出真爱。不过感情线太长就会容易成为工作狂，伴侣和家人经常会有被忽略的感觉。

4. 感情线短

感情线短的人，不愿被别人绑住，喜欢享乐，对于亲密关系缺乏责任感。

5. 感情线尾端分叉

感情线尾端分叉，特别是感情线尾端分叉叉向头脑线，容易在感情上受挫，甚至会移情别恋。

6. 感情线不清

感情线微弱不清的，表示很容易受别人的影响，容易因为不确定与不安而破坏彼此的关系，因而感情可能有问题或很难令人满意。

7. 方庭

感情线与头脑线之间的间隔距离称为方庭，方庭距离较大，显示此人很外向，气量大。距离小者，则是懂得自我反省的人。不过方庭狭窄多为肺活量较小，气量不足，容易疲倦乏力，短气上气。

（四）感情线全息表示

感情线上有干扰纹、岛纹，提示情志或压力影响到心肺系统的功能（见图169）。

感情线起端、在小指到环指之间见岛纹多，则反映头部和咽喉疾病。

感情线中段在环指到中指之间，有阻力线切过，有岛纹，易患循环系统、呼吸系统疾病。

感情线末端在中指以上，反映泌尿生殖系统疾病。末端分叉、鱼尾纹，则容易患乳房疾病。

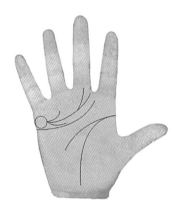

图169　感情线全息图

感情线过长、到达食指，表示自幼多患胃肠疾病，消化吸收不良，容易感冒。

除以上三大掌纹外，下面介绍的辅助掌纹并不是人人都有的，但是对人的影响也很大。

四、事业线——劳心线

事业线多起于掌根部，上行延伸向中指方向（见图170）。

事业线也叫机遇线或命运线。原因之一是它跟一个人的事业有一定的关系，因此它能象征一个人的成败、祸福，表示一个人一生的机遇和命运。

事业线最好是细而浅，其线越长并延伸到中指，事业心就越重。但是由于事业心重，表示其人个性强，容易劳心劳力，凡事亲力亲为，一般当官的和大企业老板大多都有这条线。这种人虽然事业成功，但健康状况往往不好，中、晚年容易发生心脑血管方面的疾病。

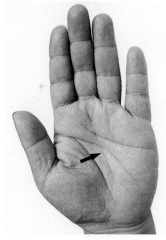

图170　事业线

因而事业线不能太粗，太粗了就太劳心了。不妨留心观察大部分有一定领导能力、有事业的人，都有这一条事业线。

（一）事业线的生理意义

（1）事业线是一个人适应能力强弱的表示。

（2）事业线跟一个人的事业逆顺有一定关系。

（3）事业线象征一个人做事的成败得失。

（4）事业线代表一个人一生的种种机遇。

事业线反映人的精神、愿望和机遇。生命线较弱的人，事业线有弥补生命线精力不足的作用。没有事业线的人，生命线就起主要作用。如果小指过三关，又有事业线的人，相对而言精力就比较旺盛。

（二）事业线的形态

（1）深刻清晰的事业线，具有领导气质，做事自动自觉，能够掌握自己的命运，是个很认真和值得依赖的人。

（2）事业线末端分叉，表示此人在生活和事业都能得到满足和成功。

（3）事业线从手掌中心开始，大器晚成，中年时可能会找到新方向。

（4）微弱模糊的事业线，显示人生不安定，没有方向。通常会受到所处环境的支配，容易错过掌握自己命运的机遇。但是只要用心学习，努力工作，假以时日，微弱的事业线也会逐渐增强。

（5）没有事业线的人，常常是那些生活多彩多姿、不受任何传统束缚的人。

（6）事业线上的横纹、岛纹、断纹、星纹，代表会遇到阻力、挫折、困境，工作上的不满意，或是发生经济拮据的窘况，或是职场以及生活方式有重大改变。

五、健康线——不健康

健康线是由掌根中部出发斜向小指根部（见图153）。一般健康人多无此纹，反而身心疲倦、身体不健康的人才有此纹，故此应该改称"不健康线"。

（一）健康线的生理意义

有健康线，表示身体有慢性消耗性的疾病，尤其是消化系统和呼吸系统有病。健康线形态不同，可反映出不同的脏腑状况。问题是健康线呈综合形态时，则提示五脏同时受损。

（二）健康线的形态

1. 弯肝肾

健康线呈弯弯曲曲延伸至小指，多表示肝、肾功能亏损或肝、肾的疾病（见图171）。

2. 断脾胃

健康线呈断断续续地延伸至小指，多表示脾胃方面的慢性疾病（见图172）。

3. 岛形肺

健康线呈锁链状延伸至小指，多表示肺功能亏损，容易发生呼吸系统疾病（见图173）。

4. 心穿生命线

健康线穿过生命线延伸至小指，多表示心血管系统疾病（见图174）。

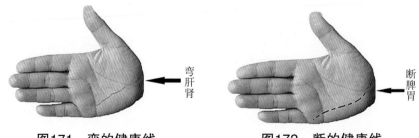

图171　弯的健康线　　　　图172　断的健康线

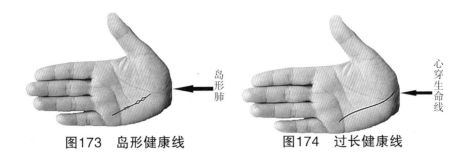

图173　岛形健康线　　　　图174　过长健康线

六、金星线——肝火线

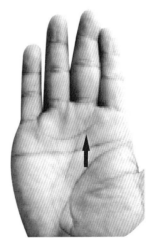

图175　金星线不宜喝酒

金星线又称肝线，是在感情线上食指之间的横纹线（见图175）。其生理意义：

（1）表示心理、情绪状态的好坏，反映人肝火比较旺盛、性格比较直。

（2）表示肝脏对酒精的解毒能力差，一喝酒就容易口苦。凡口苦的人，喝酒容易患酒精中毒、肝硬化、慢性肝炎。故有金星线的人不适宜喝酒。

七、性线

在小指根掌尺侧缘的几条短的横褶纹，多数有2～3条。该线以深刻、清晰、色淡红者为佳（见图176）。其生理意义：

（1）反映生殖功能的强弱，一般粗长为壮，细小为弱。

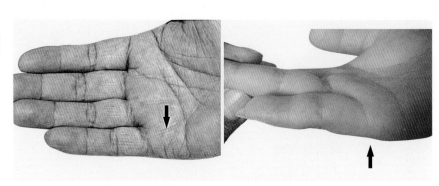

图176　两条性线（左）和无性线（右）

（2）只有一条或无者，女性多为发育不良或不育不孕，男性多见少精症、无精症、阳痿症等。

（3）性线过长、直弯向感情线，表示容易患有前列腺或妇科方面疾病。

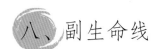

八、副生命线

副生命线又称保险线，指生命线旁、大鱼际内侧出现一种掌纹，因它紧贴在生命线旁边而得名（见图177）。图中原生命线断开但生活规律以后又长出一条副生命线，因而其生理意义：长期注重保养的人往往产生此线，表明人的肾气充足，身体强健，精神饱满，保养比较好，且身体调节性强，具有患病后很快恢复的能力。

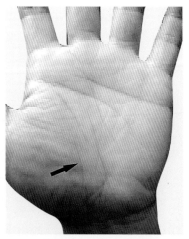

图177　副生命线

九、腕横纹线

　　掌根处的腕横纹线（见图178）。健康腕横纹线的标准，腕横纹线清晰、完整、不中断，以掌底（即掌近端）肌肉厚实为佳，三条没有断裂的手腕线代表的是长寿。女人最靠近手掌的那条手腕线是代表妇科方面的健康。

　　腕横纹线生理意义：

　　（1）表示泌尿生殖机能的状况。

　　（2）腕横纹线不清晰、断裂、链状、凸起等形态，对泌尿生殖系统影响都比较大，容易发生妇科和男科的疾病，甚至造成不育不孕。

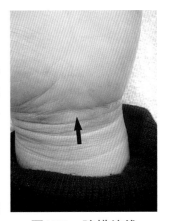

图178　腕横纹线

十、常见的异常纹

　　异常纹是手掌的非正常纹线，往往是身体出现异常才出现的纹，故此观手时要特别留意这些小异常纹，常见的如下（见图179、图180）：

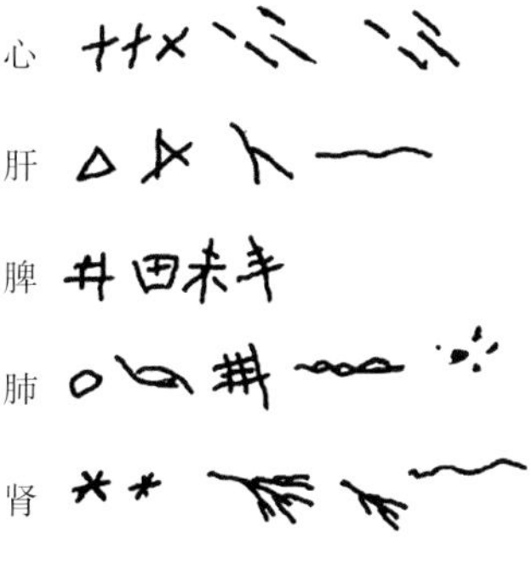

心　　
肝　　
脾　　
肺　　
肾　　

图179　常见异常纹

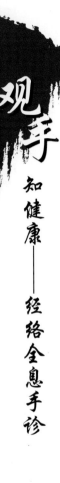

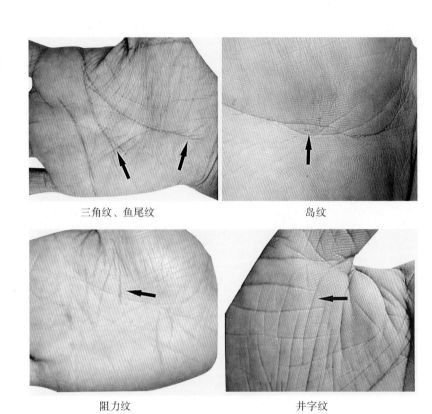

三角纹、鱼尾纹　　　　　　　　　岛纹

阻力纹　　　　　　　　　　　井字纹

图180　异常纹

（一）"十"状纹

表示与所在某个脏器功能失调、透支、虚弱有关。

（二）"△"状纹

表示肝胆的问题，与情志不畅有关，容易发生肝郁气滞，形成胆囊炎、胆结石。

（三）"米"状纹

表示所对应的脏器发生严重的气滞血瘀，形成结节积聚，甚至结石、肿瘤病症，病情较重。

（四）"岛"状纹

提示肿瘤或肿块结节的存在，但是过大的岛纹只提示所在区域脏腑虚弱。

（五）"井"状纹

提示与慢性消耗性或慢性炎症有关，炎症时间长，变化缓慢。

（六）"鱼尾"状纹

鱼尾纹是纹的分叉，与身体疲劳虚弱、精力下降有关，除了三大主纹外，凡纹有分叉者，叉到哪里哪里差，越叉越差。意思是说，纹线越分叉，身体越差。

（七）阻力纹

所有横切各主线的不正常短线都称为阻力纹。阻力纹位

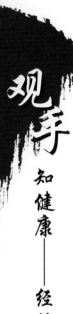
置不固定，其细、短、浅时，多表示慢性和消耗性疾病；粗、短、深时有临床意义，往往提示急性疾病或意外。

主纹一般不变，细纹是可以新生的，并影响主纹。当一个人长期处于心情不稳定或过于劳累时，掌中可新生出许多细小阻力纹，所谓纹乱心也乱。故此通过掌纹的浮沉、消长，只要留意就可以观察人体疾病和日常保养的状况了。

十一、川字纹、断掌纹和鸡爪掌纹

在观察掌纹时，有这三种掌纹（图181至图184）的人特别注意。根据生物全息规律，这三种掌纹的人，由于生命线和头脑线开口夹角偏大，又位于手掌全息肝区位置，而且掌纹多数属于直纹。故一般肝火旺盛，形成性格直爽，脾气烦躁，容易上火、口干口苦，甚则容易患上肝病。留意观察大部分患有乙肝的病人，多见于这类掌纹。

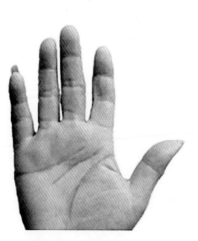

图181　川字纹

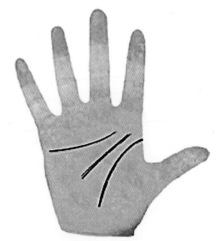

图182　川字纹

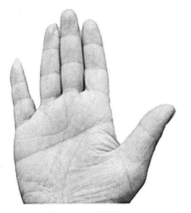

图183　断掌纹

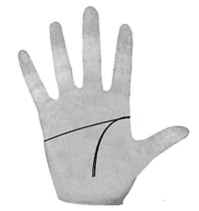

图184　断掌纹

断掌、川字掌有男人性格

　　男人一般多为断掌，女人多为川字掌。特别是女强人，十个女强人九个川字掌。凡是有断掌和川字掌的人，都具有男人性格，表示性格独立，个性坚强，自信心强，敢于冒险。凡事以目标为导向，以自我为中心，做人做事非常执著，甚至固执。因此，往往成功的是这种人，失败的也是这种人。

　　俗话说：男人断掌千斤两。有断掌的人，由于肝火过盛，早年精力旺盛，不知疲倦，因而生活上往往很不注意，如果经常熬夜、饮酒和食用燥热食物，则很容易发生肝炎、脂肪肝、胆结石、胆囊炎、酒精肝、肝硬化等肝胆疾病。

　　由于早期精力过旺，断掌和川字掌的人多不注意保养，一般到了40岁后才会觉得气力顿觉衰退，力不从心。故此40岁后有川字掌和断掌的人，最好要注意身体的保养和情志的修养，才能有身体、有事业、有家庭。

　　小孩的手上如有此线，有多动倾向。

　　假断掌实际上是感情线连上了头脑线（见图185），不少女性都有，凡有假断掌的女士容易感情用事，不够理智，被感情干扰。由于容易感情用事，一般都是个好心肠的人。常言说：好心没好报，多数是指这种掌纹的人。具有这种假断掌的女士，男女交往时，特别注意不要感情用事，否则吃亏的总是自己。

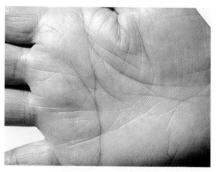

图185　假断掌

鸡爪纹的掌纹最大特点是一源三岐，生命线、头脑线、感情线都在一个起源（见图186、图187）。有这种掌纹的人，往往是先天身体素质欠佳，从小虽无大病却总是体弱多病，往往感情用事，依赖性比较强。即使没有什么大病，总是疲劳乏力，力不从心。有这种掌纹的人，最好从小就开始注意保养身体，生活要有规律，从事健康工作。

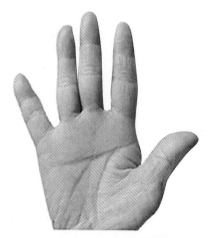

图186　鸡爪纹

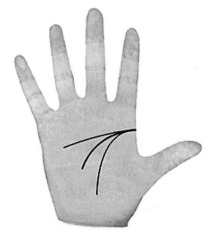

图187　鸡爪纹

十二、双手之间的差异

双手之间的差异，一只手显示你天生的特质和能力，而另一只手则可看出你如何展现这些特质与能力（图188、图189）。

若双手的掌纹相似，则显示你的人生的历程一帆风顺、有惊无险，没有太大的波折。

若双手的掌纹有明显的不同纹路，则显示你天赋的潜力仍没有开发出来，或是你成功人生的背后有着·番不可奉告的辛酸历程。

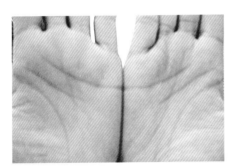

图188　相似的掌纹

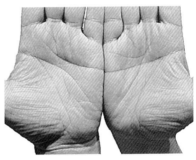

图189　差异的掌纹

观手要诀

一、观手歌诀

> 手中青筋积滞多，无气肉陷弹有气。
> 血虚甲白冷热乱，精足人壮半月痕。
> 慢炎色白急炎红，肿瘤灰暗退化棕。
> 凸是增生凹是缺，刀痕皮屑血管张。

前四句观身体素质，以诊身体痰、湿、瘀、毒的积滞和气、血、精与寒、热、虚、实体质的正邪对比反映。后四句观身体部位疾病发生和转归及相互间影响。

1. 手中青筋积滞多

青筋，提示人体痰、湿、瘀、毒的积滞。哪个部位有青筋，对应全息的部位就有积滞。

2. 无气肉陷弹有气

用力按压拇指指腹 3 秒，肌肉弹性回复快则气足，慢则气虚湿重。

3. 血虚甲白冷热乱

观手指甲内血色苍白、血流缓慢、瘀血凝滞，多是气血虚寒、手足怕冷和冬天怕冷热天怕热之人。

4. 精足人壮半月痕

指甲下方的白色半月痕，多则精足人壮，少则虚寒怕冷，变色则多病。

5. 慢炎色白急炎红

（1）掌中鲜红异常点，提示急性炎症或出血症。

（2）白色异常点，提示慢性炎症。

6. 肿瘤灰暗退化棕

（1）棕色，提示退行性、陈旧性或功能减退。

（2）灰暗异常点，提示恶性肿瘤或久病难愈。

7. 凸是增生凹是缺

（1）凸起如肉粒，提示为增生、过敏或慢性器质性疾病。

（2）凹陷坑沟、皱纹，提示曾手术或外伤或有慢性器质性疾病。

8. 刀痕皮屑血管张

（1）手掌无端出现疤痕，多为所对应部位手术后留下的刀痕连锁反应。

（2）皮屑、老茧，提示所对应部位衰弱或失调。

（3）血管色红凸现，提示血管扩张或出血性疾病。

二、观手的技巧——不要怕错

（1）初学者观手时最好以书为证，一定要通过展示手图或书来引起大家对自身的注意和兴趣。

（2）要在共同研究的基础上找出手的异常点来分析，千万不要炫耀自己。

（3）问症状，观定位，找异常点。

例如：病人讲有糖尿病，即马上观察糖尿区，然后找糖尿病状态的异常点，便可确认是否糖尿病及病情严重与否。

（4）找异常点，定部位，问症状。

例如：病人不知身体状况，要求咨询，可以先找出手中异常点，然后确定所对应的反射区，问是否有该部位所属症状。

（5）观手时男左女右为主，双手互为参考印证。两只手之间的差异，一只手显示你的天生的特质和能力，而另一只手则可看出你如何展现这些特质与能力，若双手的掌纹有明显的不同，则显示你不是压抑自己的天赋，就是仍有未开发的潜力，未来仍有发展的可能。双手掌纹差异越大，性格的差异就越大，情绪和脾气越容易暴发，甚至会经常遭到外人的误解。

（6）不论是左手或右手，以拇指侧为左、小指侧为右来判断身体左右侧的问题。

（7）手纹上所反映的各种记号，都不能说是绝对，一定要仔细观察周围线的发展变化情况，一定要在掌握整个手纹的情况下，两只手进行对照，再仔细斟酌、分析。

（8）发现异常点不要急于下判断，对每一个症状都要尽量找三个以上的支持点，正如中医诊断都要四诊配合一样。这样，判断准确程度才会提高。

（9）平时要多看、多问、多总结，不要怕错，这就是观手成功的秘诀。

三、观手五不看

（1）酒后不看——凶吉难分。

（2）色欲过多者不看——青暗难分。

（3）暴怒后不看——阴阳难分。

（4）自己心情不好不看——心不在焉，会视而不见。

（5）环境光线不宜不看——掌色不清。

心中无数时要多问，学问是问出来的。并可配合第二指掌骨诊断法和经络全息手诊仪检测，以不断检验自己的判断。

疾病全息诊断

俗话说：十指连心。说明手掌的各种敏感变化，都能敏感地感受，并能反映出身体内在的各种生理病理的变化。但是全靠手诊来诊断确认疾病，则手部的信息量还是不能完全说明问题。故此手诊疾病全息诊断只能提供一些明显的、主要的证候，以供参考。

一、呼吸系统疾病

（1）手掌、鼻梁、大鱼际青筋暴露。

（2）感情线干扰纹多。

（3）手掌鼻、咽、支气管、肺区有对应潮红异常点，则有炎症发烧（见图190）。

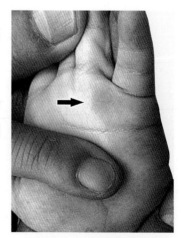

图190　支气管红点

二、消化系统疾病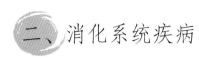

（一）胃及十二指肠溃疡

1. 胃区有异常点，则表示胃部疾病。

2. 胃区有"米"状纹，表示气滞血瘀积聚，要注意开刀做手术。

3. 胃区色白胃寒胀，胃区色红胃火痛，胃区痿黄胃萎缩，胃区青暗则刺痛。现代人多生冷寒凉，饮食失调，胃区多色白青暗（见图191）。

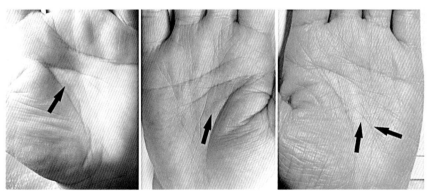

胃区色白　　　　　胃区青暗　　　　　胃区米字纹

图191　胃区

（二）结肠炎

结肠炎（见图192）有三种：

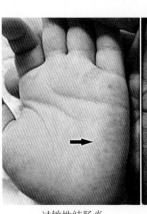 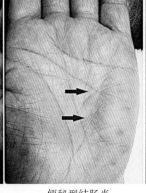 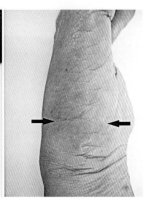

过敏性结肠炎　　　　便秘型结肠炎　　　　便溏型结肠炎

图192　结肠炎

1．过敏性结肠炎：小鱼际红白相间斑点，则大便泄泻或便溏。

2．便秘型结肠炎：手掌伴有脂肪堆积、小鱼际靠拇指侧多见横纹。

3．便溏型结肠炎：小鱼际赤白肉线青暗明显，横纹增多，并伴有漏空指。

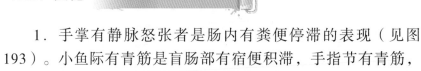

（三）便秘

1．手掌有静脉怒张者是肠内有粪便停滞的表现（见图193）。小鱼际有青筋是盲肠部有宿便积滞，手指节有青筋，是横结肠有宿便积滞。男的左手大鱼际有青筋是降结肠有宿便积滞，右手大鱼际有青筋是升结肠有宿便。女的相反。腕横纹有青筋，是乙状结肠和直肠有宿便积滞。

2．左手掌有（青筋）静脉曲张者，虽每日大便，但大便干、硬，排出困难。右手掌有青筋者则二、三日或更长时间排便。

3．生命线分支多，伴有掌色晦暗或青筋多，则说明便秘已影响健康，引起许多疾病了。

4．便秘辅助全息诊断：

（1）鼻：儿童易鼻血者多便秘。如果右鼻发痒者小肠干燥，左鼻发痒者大肠干燥。

（2）唇：唇干燥或发白，口唇紧闭呈"一"状（见图193）。

（3）甲：拇指上甲有横纹。

（4）舌：舌苔厚。

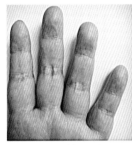 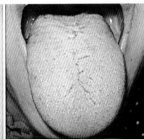 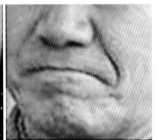

手掌青筋便秘多　　　　苔厚舌干便秘多　　　　嘴唇紧闭便秘多

图193　便秘

（四）肝炎

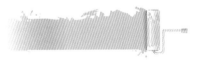

1．肝区发暗（见图194）。

2．肝区夹角内有"△"纹和岛状纹（见图194）。

3．头脑线、生命线上有干扰纹。

4．掌色暗黄，有光泽者轻，浊暗者重。

5．辅助全息诊断：

（1）甲上有串珠状凸起或白枯点。

（2）舌质紫暗，发青。

（3）眼球上有一条"一"字形的血管。

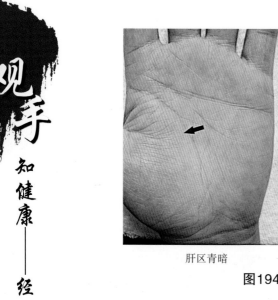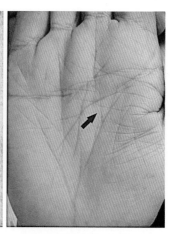

肝区青暗　　　　　　　　　肝区形成"△"纹

图194　肝炎

（五）脂肪肝

1. 十指呈腰鼓形鼓起，十指间无漏逢（见图195），掌厚肉满、掌色潮红或红白相间斑点。

2. 肝区有脂肪白隆起。

3. 身上有血痣（见图195）。

4. 肝硬化则伴有胆区、肝区青暗和肝掌出现。

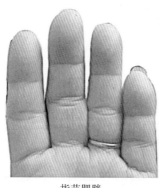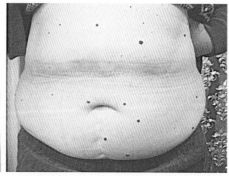

指节肥胖　　　　　　　　　　身上有血痣

图195　脂肪肝

（六）胆囊炎

1．第一胆区有悬针纹（见图196）。

2．第二胆区形成三角纹和米字纹（见图196）。

3．肝区发暗则胁胀痛。

（七）胆石症

1．第二胆区形成三角区（见图196）或头脑线末端突然被横纹切断。

2．第一胆区有凸起白亮点。

3．肝区有青筋或晦暗。

4．辅助全息诊断：凡肝胆疾病早床后最容易口干口苦。

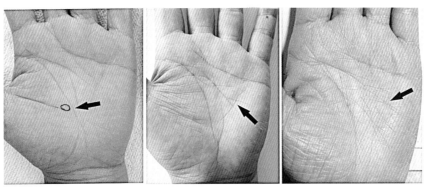

第一胆区悬针纹　　　　　第二胆区三角纹　　　　　第二胆区米字纹

图196　胆囊炎、胆结石

三、心脑血管系统疾病

（一）心律失常

1. 方庭有青筋。
2. 大鱼际心区红白异常点。

（二）风湿性心脏病

1. 拇指根部有青筋，伴"米"状纹。
2. 生命线尾部有干扰线出现。
3. 手指呈鼓槌状。
4. 心区青暗异常点。
5. 辅助全息诊断：
   （1）中指、食指甲体见凹陷横纹。
   （2）双侧面颊暗、口唇紫绀。

（三）冠心病

1. 拇指根内青筋凸起、扭曲，大鱼际有暗红色异常点（见图197）。
2. 拇指指掌关节横纹呈锁链纹和岛纹（见图197）。
3. 生命线尾端有岛纹，或干扰线切过。

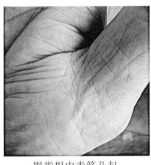

拇指根内青筋凸起

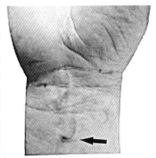

内关穴附近青筋凸起

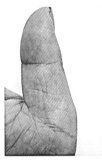

锁链纹和岛纹

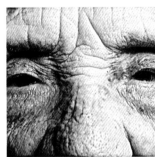

印堂有横纹

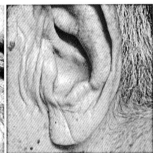

耳垂褶纹

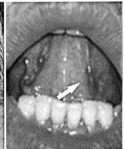

舌下青筋曲张

图197　冠心病

4．手形方，手指短，呈鼓槌状。

5．辅助全息诊断：

（1）内关穴附近有青筋凸起、扭曲（见图197），多见于心肌劳损，如扭曲、紫色，就容易冠心病发作。

（2）耳垂有横切纹，印堂有横纹（见图197）。

（3）舌下青筋曲张（见图197）。

（四）心肌梗死

1．生命线尾端有"米"状纹。

2．拇指根和内关青筋凸起、扭曲、紫暗。

3．大鱼际心脏区有暗斑点。

（五）高血压

1．中指一节靠拇指侧有连串白色异常点浮现（见图198）。

2．大鱼际隆起，掌色鲜红。

3．指节肥满。

4．辅助全息诊断：

（1）甲短阔平坚硬，半月痕偏大。

（2）眼白内有红细血管。

（3）颈动脉搏动。

（4）印堂有竖纹或泛红。

（六）低血压

1．中指一节靠小指侧有连串白色异常点浮现（见图198）。

2．印堂发白、发暗。

3．手指细长，三大主线变浅。

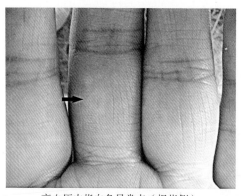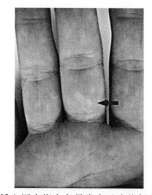

高血压中指白色异常点（拇指侧）　低血压中指白色异常点（小指侧）

图198　高血压、低血压

（七）脑出血

1. 指甲有出血点（见图199）。

2. 手指节横纹处多青筋浮露。

3. 辅助诊断：当上、下唇合紧为一个包者，多患脑溢血（见图193）。

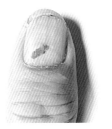

图199　脑出血

（八）脑动脉硬化

1. 中指近指掌横纹处有青筋凸起（见图200）。

2. 耳垂有横切纹（见图200）。

3. 头脑线有"米"状纹。

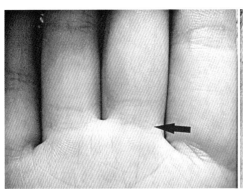
中指青筋

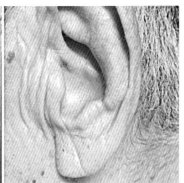
耳垂褶纹

图200　脑动脉硬化

（九）高脂血症

1. 五指根部脂肪堆积（见图201）。

2. 全掌有红、白色斑点相间。

3. 指头和掌丘暗红为血黏稠度高。

4. 眼睑黄色，皮下结节、血痣。

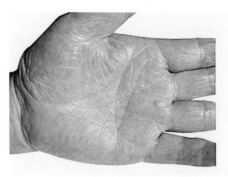

高血脂手掌红　　　　　　　高血脂手掌肥

图201　高脂血症

 四、泌尿系统疾病

（一）肾结石

1. 生命线尾端断裂，有干扰线切过。

2. 肾区有岛纹、"米"字状纹或色白、凸亮异常点。

（二）泌尿道感染

1. 生命线下方形成三角纹和岛纹。

2. 性线延长伸向感情线。

3. 肾区多见青、红色异常点。

（三）前列腺炎

1. 生命线尾端断裂，有干扰线切过。
2. 生命线尾端有鱼尾纹（见图202）。
3. 性线弯向感情线（见图202）。
4. 前列腺区有异常斑点、斑点发暗，则小便不畅；斑点白亮，则尿痛；斑点发黄，则腰膝酸软。

（四）前列腺肥大

1. 生命线尾端有岛纹或干扰纹穿过（见图202）。
2. 前列腺区肥大凸起。

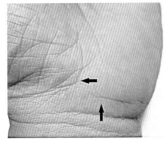 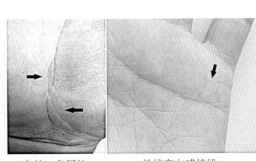

岛纹、叉纹　　　　　　　岛纹、鱼尾纹　　　　　　性线弯向感情线

图202　前列腺炎、前列腺肥大

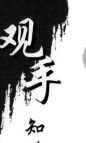

五、内分泌系统疾病

（一）甲亢

1. 头脑线呈羽毛、岛纹或大量干扰纹切过。
2. 头脑线和生命线连接部位有岛纹。
3. 食指与中指缝下方有暗红色异常点。
4. 掌色暗、青、红不均。
5. 辅助全息诊断：眼球突出，眼睑呆滞消瘦。

（二）内分泌失调

1. 小鱼际有大面积潮红色区（见图203）。
2. 乾位有干扰纹。
3. 小鱼际外缘呈饱满状。

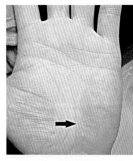
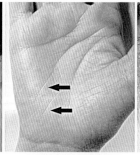
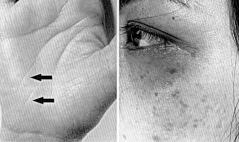

小鱼际潮红　　　　　　小鱼际干扰纹　　　　　　脸上长斑

图203　内分泌失调

4．生命线向乾位延伸。

5．坎位多青筋。

6．辅助全息诊断：

（1）人中变浅、变平坦，青暗泛起。

（2）面有色素斑沉着（见图203），斑越大，色越深，内分泌失调症状更明显。

（3）足后跟痛。

（三）糖尿病

1．乾位有 1～3 条横纹阻力线（见图204）。

2．十指端红于掌色。

3．小鱼际乾位有弥漫性淡红色斑点。

4．辅助全息诊断：

（1）半月痕粉红，边缘不清。

（2）手汗黏性大（见图204），大腿特别酸痛。

（3）严重者出汗时，有一种烂水果的酮臭味。

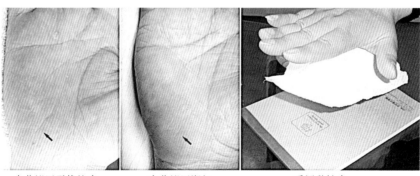

内分泌区干扰纹多　　　内分泌区潮红　　　　　手汗黏性大

图204　糖尿病

六、神经系统疾病

（一）头痛

根据手图定位，中指判断头痛（见图205）。

中指根横纹周围白色表示头痛，中指靠拇指侧为左侧偏头痛，靠小指侧为右侧头痛，中部为前额和头顶痛，整个区域偏白色为全头痛。有红点为脑出血，青暗点为脑血栓或出血后恢复期，有青筋为脑动脉硬化。第二指节有横纹则头晕。

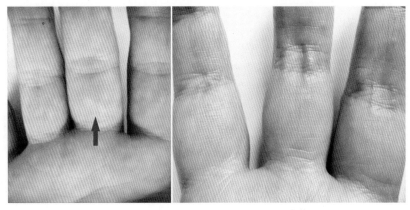

头痛区白点　　　　　　　　　头晕区青筋

图205　头痛、头晕区

（二）神经衰弱

1. 头脑线浅淡垂向乾位（见图206），尾端有分支或岛

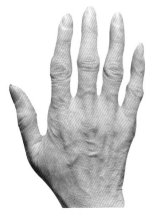 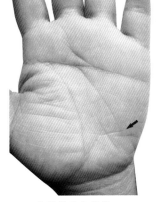

漏空指　　　　　　　头脑线垂向乾位

图206　神经衰弱

纹。

2. 手掌平坦无脂肪堆积。

3. 手指关节大小不等呈漏空指，小指细（见图206）。

4. 辅助全息诊断：

（1）脸呈甲字形，前额宽，下巴尖，身体瘦，牙齿少，目下暗，眼睑肿，目内掌常充满血丝。

（2）指甲长，甲色苍白，无半月痕。

（3）舌淡白，伸舌时舌颤动是神经衰弱的特点。

七、妇科、男科疾病

（一）痛经

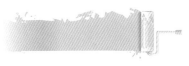

1. 生命线末端有"米"状、"十"状纹或断裂。

2. 坎位青筋显露、青筋紫暗。

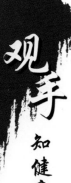
（二）月经不调

1．有青筋穿过腕横纹，伸向大鱼际，腕横纹变浅、断裂（见图207）。

2．掌色青暗或鲜红，子宫位有异常点。

3．生命线尾部有鱼尾纹。

4．辅助全息诊断：眼下发黑（行经时更明显），上、下眼睑发紫。

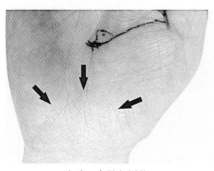

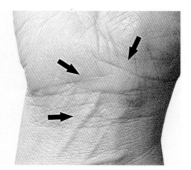

生殖区大量鱼尾纹　　　　　　　　生殖区叉纹、青筋凸起

图207　月经不调

（三）卵巢囊肿、子宫肌瘤

1．生命线末端有岛纹或鱼尾纹（见图208）。

2．腕横纹线断开或不清。

3．坎位有异常点凸起和叉纹。

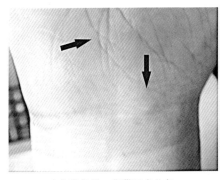 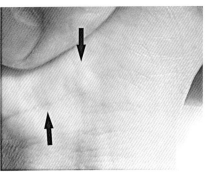

生命线岛纹、卵巢区有凸起　　　　腕横纹不清晰、子宫区有凸起

图208　卵巢囊肿、子宫肌瘤

（四）慢性盆腔炎

1. 生命线尾端鱼尾纹变浅分叉。
2. 手腕青筋伸入到坎位。
3. 掌色偏红、子宫区有晦暗异常点（见图209）。

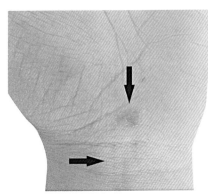 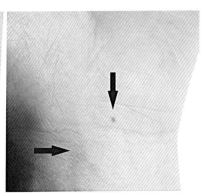

子宫区有斑点和青筋　　　　子宫区有斑点和青筋

图209　盆腔炎

（五）乳腺增生症

1. 乳腺区青暗（见图210）。
2. 肝胆区有青筋或青暗伸向乳腺区（见图210）。
3. 感情线有分叉伸向头脑线。
4. 辅助诊断：脸颊多有黑斑（见图210）。

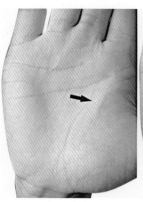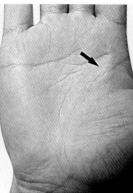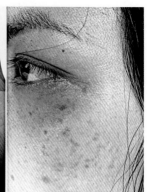

肝胆区有青筋伸向乳腺区　　　　乳腺区青暗凸起　　　　脸上长斑

图210　乳腺增生症

（六）不孕不育症

1. 女性不孕症（见图211）

（1）没有性线或只有一条性线。

（2）小鱼际平坦，小指不过三关。

（3）腕横纹有断裂或模糊不清，或呈"八"字状。

（4）生命线有断裂、尾端不完整。

（5）辅助全息诊断：人中沟浅短，形态不一，人中区青暗。

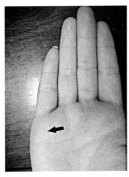 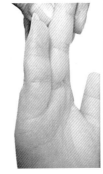 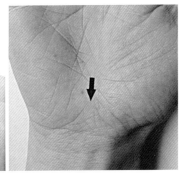

没有性线或只有一条性线　性线不明显小指不过三关　腕横纹有断裂或模糊不清

图211　不孕不育症

2．男性不育症（见图211）

（1）没有性线或性线浅短、分裂、消失。

（2）生命线短或断裂。

（3）坤位平坦，小指细小、不过三关。

（4）仅有3条主线。

八、血液、结缔组织疾病

（一）贫血

1．指甲、掌心苍白，青筋浮现。

2．生命线浅、短，多有干扰纹切过。

3．头脑线上有岛纹或分支。

4．辅助全息诊断：

（1）面色苍白，半月痕消失，按压指甲后回血慢。

（2）舌厚大，舌边有齿印。

（3）上唇淡于舌色。

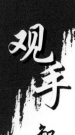

观手
知健康——经络全息手诊

（二）风湿性关节炎

1．手指关节变形，呈竹节状（见图212）。

2．五指腹上有竖纹出现，竖纹越多越深越严重（见图212）。

3．大、小鱼际肌肉松软凹陷。

4．生命线尾端形成鱼尾纹。

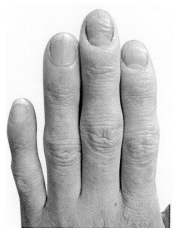 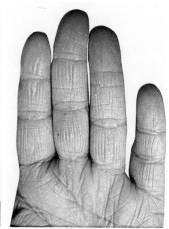

手指关节变形呈竹节状　　　　　五指腹上有竖纹

图212　风湿性关节炎

手掌经络全息疗法

　　现代生活，人们工作繁忙，情绪紧张，夜以继日，多数人带病工作，得了病也全然不知，直到病情恶化才有感觉，往往已经晚了。实际上，不论哪种疾病，多少与内脏器官都有关联。因此当患上某种疾病时，总会出现相应的征兆。尤其是内脏一旦有问题，马上发出危险信号，而手掌正是传达这一信号的敏感区。因而，运用第二指掌骨侧这一敏感区进行速诊法，便可随时对自己的身体状况有个简单的了解。一般的手诊，往往因光线、环境、心情、手是否干净和各人的工种问题等影响手诊的准确率。

　　如果在手诊的基础上，配合第二指掌骨全息穴位诊治法，效果往往是相得益彰，而且更方便、快捷、准确，疗效好。

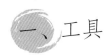

一、工具

　　经络笔（见图213），通过专用经络笔的特定作用，在相对应的手掌全息穴位上加以适度的手法，就能敏感地找出问题，并有治疗作用。

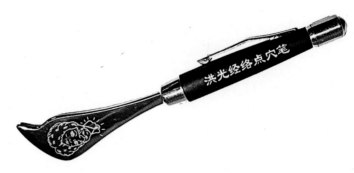

图213　经络笔

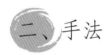 手法

（1）在手掌全息穴位上，持手刮45°，在手掌全息定位上用力刮至骨膜，细心感受刮拭时的各种手感，这种手法很容易体现全息穴位的反应。

（2）手法一般顺着经络、脏腑的方向刮拭，关键要将手中各种结节刮散。

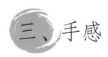 手感

在手掌全息穴位诊疗法中，手感是非常重要的。因为这种手刮的手法，在刮的过程中很敏感把相对应的全息穴位各种症状反映出来。因此，手法上首先掌握：

（1）要均匀用力才能体现全息穴位上的每一个手感。

（2）要用心去感受每一个细微的感觉。

（3）手感反应常见一种凹凸不平的结节反应和痛点，凹凸不平的手感或痛点，则反映相对应的脏腑部位的症状。

（4）凹凸不平的感觉和痛点明显，则相对应的脏腑症状越明显。

（5）通过这种手感反应诊断后，继续通过手法将痛点消失或将凹凸的结节去除，就能调理相对应脏腑的疾病。

四、手法注意事项

（1）参照手掌图的全息部位进行定位诊治手法（见图214）。

（2）要用力均匀，才能找出手掌痛点或根结点进行诊断和治疗。

（3）要顺着经络走向或纹线走向，或脏腑生理走向进行刮拭治疗。

（4）每次每部位治疗务求做到消除痛点或根结点。

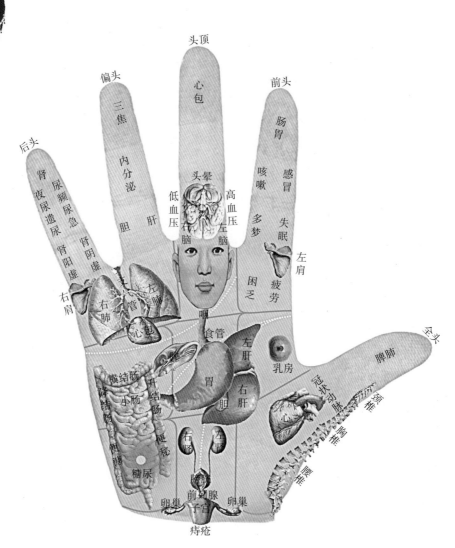

观手

知健康——

经络全息手诊

图214　手掌全息图

第二指掌骨全息诊疗法

　　根据张颖清生物全息诊疗法的理论，随着现代科学技术和现代医学的不断向前发展，多学科地综合研究中医，探讨中医的基本原理也正在蓬勃展开。

　　特别是"生物全息律"的发现，是继细胞学、进化论、遗传学之后又一揭示生物的重要普遍规律。这一新理论的诞生，不仅为进一步探索生物体的系统、结构和层次开辟了一个新的领域，而且为提高现代医学理论的研究水平，特别是为中医诊断学的原理提供了现代的、科学的理论依据。毫无疑问，它是对祖国医学的重大发掘。

　　祖国医学蕴含着丰富的全息律思想。手诊作为中医诊断学的一个组成部分，也必然贯穿着生物全息律的思想。从生物全息律看，生物体每一相对独立的部分在化学组成的模式上与整体相同，是整体成比例地缩小（见图215a~d）。

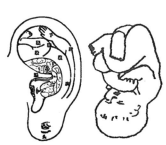

图215a　耳部全息图

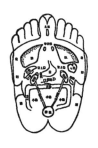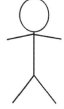

图215b　脚部全息图

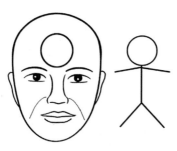
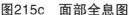

图215c　面部全息图

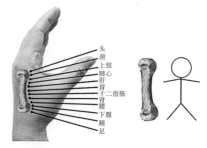

图215d　第二指掌骨全息图

　　因而像耳诊、面诊、足诊、第二指掌骨等，实际上都是生物全息律的体现（见图215a~d）。特别是手，同样其每一特定区域和穴位都包含着整个机体的生命信息，都是构成整体的全息单位（或者叫全息图），在化学组成上具有相应内脏组织相似程度较大的细胞群，在结构上是整体成比例地缩小。同时也存在着"全息反馈"现象，即手的信息不但可以反映着整体的信息，也可以对整体产生影响和调控作用。因此，通过手部的特定部位，就可以诊断和调节所对应的脏腑和器官的疾病。

　　中医学认为，人体的任何一个组织、器官、部位、物质，都是不可能独立存在，都受五脏所主。任何器官的构成，一种机能的实现，一种物质的生化，都是五脏共同作用的结果。因而中医在观察应用生命全息现象时，也具有以五脏为中心的特点。五脏之精微、物质与机体的生命信息，通过气血等沿着经脉而布达于周身；而全身各部分的生理病理信息，也通过这种具有生命信息的经气而传送于五脏。这样，就形成了中医学中以五脏为中心，以气血精微为载体，以经络为通道的整体生命观。这也就是机体任何一个相对独立的部分都有可能获得并反映出整个机体的生命信息的原因所在。

　　生物全息穴位系统比传统的针灸穴位便于记忆，因为全息穴位的排列有着使人不易忘记的规律性。全息穴位是以能够诊断和治疗整体上对应部位的名称来命名。第二指掌骨侧全息穴位的排布，使每个系统都恰像是一个人整体的大致缩形（见图215a~d）。

一、第二指掌骨侧的全息穴位群

全息穴的分布特点（见图216）：头穴与足穴连线的中点为胃，胃穴与头穴连线的中点为肺心穴。肺心穴与头穴连线分为三等份，上1/3处为颈穴，2/3处为上肢穴。肺心穴与胃穴连线的中点为肝穴，胃穴与足穴的中点为腰穴。胃穴与腰穴连线分为三等份，上1/3处为小肠穴，2/3处为肾穴。腰穴与足穴的连线分为三等份，上1/3处为下腹穴，2/3处为腿穴。严格而言，整体可以划分为无数的部位，从而在第二指掌骨侧对应着这些无数部位的穴位也是无数的，故此第二指掌骨侧的全息穴位群包含着全部整体各个部位的生理、病理的信息。

实际应用时，只要从头穴至足穴依顺序按压一次或数次第

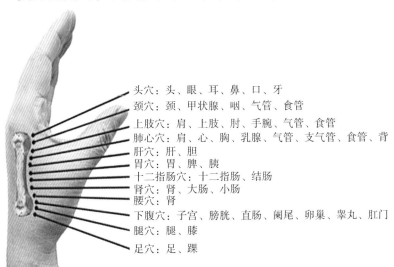

头穴：头、眼、耳、鼻、口、牙
颈穴：颈、甲状腺、咽、气管、食管
上肢穴：肩、上肢、肘、手腕、气管、食管
肺心穴：肩、心、胸、乳腺、气管、支气管、食管、背
肝穴：肝、胆
胃穴：胃、脾、胰
十二指肠穴：十二指肠、结肠
肾穴：肾、大肠、小肠
腰穴：肾
下腹穴：子宫、膀胱、直肠、阑尾、卵巢、睾丸、肛门
腿穴：腿、膝
足穴：足、踝

图216　第二指掌骨侧穴位对应的整体部位或器官穴位名称

二指掌骨侧的各穴，根据压痛点的有无和位置，就能确定它的整体上哪些部位或器官有病或无病，这就是第二指掌骨侧速诊法。在第二指掌骨侧的全息穴上刺激或针或按摩，就可以治疗对应部位器官的疾病，这就是第二指掌骨侧疗法。这种的诊法和疗法统称为第二指掌骨侧生物全息诊疗法。

二、第二指掌骨侧速诊方法

测试者用手拇指指尖在患者的第二指掌骨侧，紧靠第二指掌骨长轴的方向来按压（见图217），即可有一浅凹长槽，第二指掌骨侧的全息穴即分布在此凹长槽内。如果在揉压某穴时患者此穴有明显的麻、胀、重、酸、

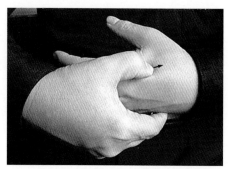

图217　第二指掌骨侧推法

痛的感觉，并在此穴稍用力按压，患者就会因不可忍受而发生躲闪、抽手等躲避反应。不同的压痛反应可提示：

（1）如果某一穴位有压痛点，则此穴所对应的同名部位或器官或这一部位所处的横截面上邻近的其他部位器官有问题。

（2）左手第二指掌骨侧穴位压痛反应较右手的同名穴位强，表明在整体是左侧病较重或病在左侧，称为同侧对应原则。

（3）如果肝穴有压痛，除说明肝有问题外，还可遵循中医学所揭示的脏腑所主部位或器官的规律，肝开窍于眼，推断相关的眼有病、口苦口干等，称为脏腑所主原则。

（4）根据压痛点的反应诊断虚实：以痛反应为主的多为实证，以酸反应为主的多为虚证。例如，有一瘦弱患者，在第二指掌骨侧穴位按压时，在胃穴上表现出特别酸胀的反应，故诊断为脾胃的问题，但患者却坚持认为自己从来没有胃病，胃口正常并且能吃，不过一日有2～3次大便。因而这正是脾胃的虚证，消化功能差，一日大便2～3次，说明食物只不过借道而行，吸收功能并不强，故人很消瘦。

（5）关键是找异常点。第二指掌骨侧速诊时，自己手感和对方的反应是非常重要的。例如，按压时全指掌骨大部分不痛但却有一个痛点，这个点就是异常点。反过来，如果全指掌点都痛，但只有一个点不痛，这个就是异常点。

三、第二指掌骨侧疗法

第二指掌骨侧速诊法的意义，不仅在于不问病而可知病位，更重要的是可以在这些穴位针或按摩治疗相对应部位的疾病。方法是在第二指掌骨侧与疾病部位相关的穴位上给予恰当的手法刺激，使穴位深层组织有较强的酸、麻、胀、重感为宜。如果运用工具或针刺法，部位准、刺激大，则疗效更加迅速。

四、第二指掌骨侧速诊法的医学价值

根据第二指掌骨侧这样一个小的区域了解整个机体各部位的状况，对医生来说，第二指掌骨侧速诊法可作为一种诊断手段，以防误诊，并可以根据第二指掌骨侧最敏感的压痛点来确定疾病的最主要部位，从而分清主次，重点治疗。对于不是医生的一般人来说，则可随时随地用第二指掌骨侧速诊法简便地了解自己身体各部位和器官的健康状况。由于掌骨侧穴位分布所反映的是从头到脚的全身信息，所以，在把握机体的病症时掌骨侧诊断的价值很高。

附一：数码变频全息手诊仪

数码变频全息手诊仪，是根据人体经络全息穴位疾病低电阻性的特点，通过高科技电子集成电路研究而成，具有自动检测人体穴位特性、自动检测身体素质和对手掌全息定位进行亚健康和疾病诊断的功能，非常适合手诊特征不明显时的进一步测定和检测，使观手和检测相得益彰。

附二：张延生《气功与手诊》手图（见图218）

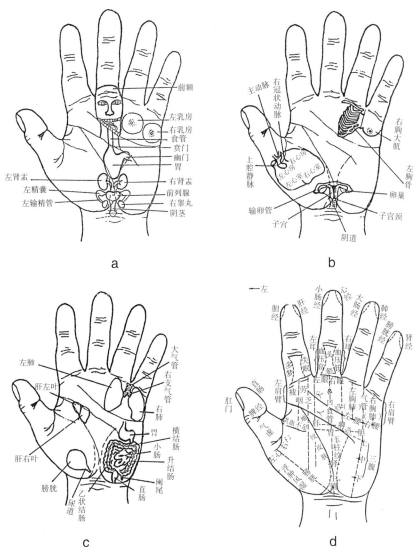

图218　张延生《气功与手诊》手图

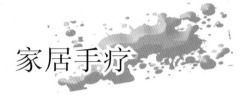

家居手疗

根据《观手知健康——经络全息手诊》
DVD整理——汪卫真

　　很高兴由我来给大家介绍《观手知健康——经络全息手诊》的家庭保健手疗知识。学会手疗有两大益处，第一是自己怎样通过手疗来解决自身的问题；第二是用手疗去关心和帮助他人，特别是家人和亲朋好友。

　　这是去年发生的故事。当时我随同蔡洪光老师去新疆讲学，课间有一位学生非常热情邀请我们晚上与他家人一起吃饭。席间发生了一件事，让我今生今世很难忘记。吃饭的时候，这位学生的父亲非常客气，捧着酒杯过来跟我和蔡老师敬酒，当他举起酒杯走到我们面前的时候，突然有一件意想不到的事情发生了。这位老人举着杯的手突然快速地抖动起来，那个酒杯就一下子跌落在地上。当时我很惊讶，还以为老人可能是因为其他的原因一下子让他的酒杯掉落了。结果完全不是这样，这位老人在掉落酒杯的同时，手还不停地抽搐起来。

　　出于一种职业的敏感，我迅速地抓起老人的手，告诉他不要惊慌、马上坐下来，然后我顺手就从饭桌上拿起了一个汤勺，这里刚好有一杯白酒，就马上泼在老人的手上并迅速地刮拭起来。通过几分钟的刮拭，这位老人的手慢慢就缓解、轻松了。这一个故事让我十分感慨，手疗竟然这样无形地帮助了一位老人。后来，老人去医院检查之后，很庆幸的是没有发现什么大问题。他的小孩第二天还专程过来感谢我们，说为他的父亲渡过一劫。这个故事虽然发生在我的身边，从那以后，我不论走到哪里都尽我的所能，将手疗的知识告诉身边许多的朋友，特别是女性朋友。因为现代的女性扮演的不光是一个家庭主妇的角色，还充当一个要如何关心别人的角色。

我经常跟身边的女性朋友说，我教你们学手疗吧，有了手疗就能留住家庭，留住幸福，留住健康，留住友谊。为什么要这样说呢？举个我个人的例子，我的先生非常繁忙，除了日常工作还要写书，还要到很多地方去讲学。作为一个妻子，能做到的、最好的就是能够给予他我力所能及的关怀。我最有感触的就是，每当我先生从外地出差回来很辛苦、很疲劳的时候，我就会十分主动地为他做手疗。经常听到那么一句俗话："左手摸右手，一点感觉都没有。"这种现象往往发生在很多老夫老妻身边，说明时间长了老公摸着老婆的手，感觉没有什么吸引力了。但我不是，我觉得每一次和我先生做手疗时，两个人的手只要接触在一起，不光感觉到相互的温暖，还感觉到相互的这份关怀。小小的手疗啊，给了我很多的关爱，也给了我很多的幸福。我每一次讲起手疗就特别有感觉。我真心呼吁：女性朋友们，都学点手疗吧！你们一定也会像我一样，寻找到美妙的感觉。接下来，我会把手疗在家庭中、生活中、工作中所有最好的应用方法，毫无保留地告诉大家，请大家跟我一起学。

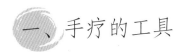 一、手疗的工具

做手疗除了手的操作之外，还必须有一些工具，除了专业

工具（见图219）外，还可以就地取材，比如汤勺、牛角刮板、牙刷、各种笔类、小梳子等等。这些小工具，如果在日常生活中应用，你就会发现，它将会起到很神奇的效果。

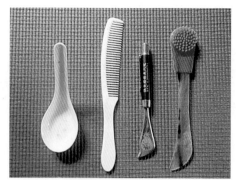

图219　各种工具

二、手疗的好处

手疗在日常生活中能起到诊断、治疗、保健、护理的作用，确实是一套很好的养生方法。那么手疗给我们带来的效果是什么呢？我总结以后，大概可以分为六大方面的好处：

（一）指甲外观的改变

经常做手疗，特别刺激井穴后，不仅可以改变手形、指形，还可以改变指甲的外观（见图220）。

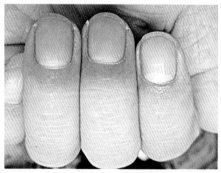

图220　漂亮的指甲

（二）手部皮肤的改善

很多女性朋友都知道，自己的先生和周围的朋友关心的不光是我们的面孔，还有一个最重要的就是我们的双手。我们的双手天天和别人打交道，见到朋友第一时间就是伸出双手，所以我们女性双手的感觉是非常重要的（见图221）。

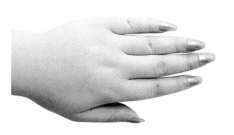

图221　漂亮的手

通过长期的手疗，双手会变得更加的漂亮。

（三）消散黑斑、青筋

在大部分人身上都会看到很多手部的一些特别的异常点，比如黑斑、青筋（见图222、图223），这有碍于观瞻。通过手疗，你会发现对黑斑、青筋的改善是非常明显的。

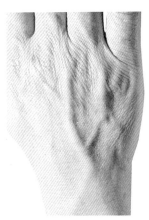

图222　青筋

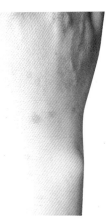

图223　黑斑

（四）头部问题的改善

根据手指全息反射区的原理，小指属肾主后头痛、无名指属三焦主偏头痛、中指属心包主头顶痛、食指属大肠主前头痛、拇指属肺主全头痛。因此手疗不但对头部有很好的理疗效果，而且还对五指所对应的脏腑也有很好的保养作用。所谓：指趾头多揉揉，失眠头痛不用愁。

（五）颈肩问题的改善

现今社会紧张的工作，很多的朋友经常会有肩颈方面的问题。日常保健除了做一些比较必要的肩颈动作之外，通过手疗也可以达到很好的保健效果。

（六）咽喉问题的改善

我特别有感受的就是，手疗对治疗和保养咽喉很有效果。我先生因为要经常外出讲课，对各地的饮食和气候也非常敏感，每一次我随他出去的时候，他咽喉经常会不舒服，这时我就特别喜欢给他用手疗去处理。一经手疗，经络畅顺，咽喉轻松了。

三、手疗的操作方法

（一）五指拉伸旋转

做过足疗的朋友们特别有感受，一般做完足疗后，最明显感觉到腿部很轻松。手疗则不一样，做完后最明显的效果就是头部的放松效果是非常明显。故此建议从事脑力劳动者，特别是从事计算机、会计、工程设计等工作者，还有一些思虑特别多、睡眠不好的人，学会手疗的基本操作方法，对解决大脑的疲劳会带来很好的效果。因为我们手上的五个指头，代表了头部的几个重要的部位。根据手指的反射区，当发现整个头部不舒服、思维特别不敏感和疲倦的时候，就一定要用手疗去揉按大拇指。首先，使用拉伸手指法（见图224），即术者以食指和中指夹住对方的拇指指根，然后向指甲方向拉伸，拉的时候一定要有点力度。当反复拉伸到手指发热时，就可以转为旋转拉伸，即术者从对方拇指根开始逐步往指甲方向有力度地、慢慢地旋转上去，就像拧螺丝一样地旋转（见图225）。再重复

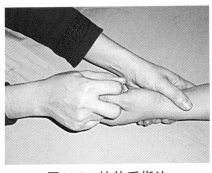
图224　拉伸手指法

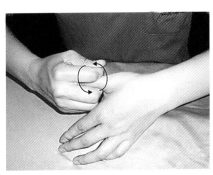
图225　旋转拉伸法

这个动作，力度以大拇指有点微痛为好。这样旋转拉伸5~10次后，这个大拇指很快就会潮红发热，气血就上来了，经脉畅通，头部立刻就感到清醒。做完了大拇指以后，其他的手指都以此类推。这样的一拉伸一旋转，相当于把头部的经脉疏通了一遍，把头部保养了一遍。

至于拉伸旋转要做多少次，关键是看个人的体质。有的人体质好、气血循环好，特别手是温暖的，做了几次后你的手就会很舒服了。而手脚冰凉的朋友，就要多做几次，做到手指完全发热为止。

（二）指端开穴

做完拉伸旋转后，接着就要做指端开穴了。不要小看小小的指端，它在中医经络学是非常重要的。因为指甲角的两侧是经络的一个井穴，它是人体经络的一个阴阳交替、至关重要的交通要道。故此经常按压指甲两侧的这些井穴，对人体脏与腑之间的沟通非常有效。做指端开穴有两种方法：

1. 井穴按压（见图226）

术者用中指和食指夹住对方指甲两侧的井穴，根据对方能承受的疼痛，用适度的力量来按压。通则不痛，痛则不通，指甲两旁的井穴有痛，一般都能真实地反映相对应头部有头痛问题。

2. 指腹按压（见图227）

术者大拇指弯曲，顶住对方的手指腹，稍加用力按压。如果对方有筋结，指腹下方会有很多凹凸不平的感觉，并会跟随着术者手法的移动而疼痛。这时术者就可以用点力，把这些筋结点、痛点打散。

如此类推，我们的每一个指腹都可以用这一套方法疏通经

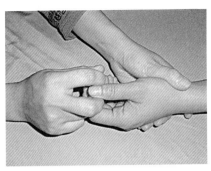

图226　井穴按压

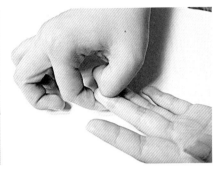

图227　指腹按压

络，促进微循环的畅通。这样，就完成了五指的基本保养。

　　当然除了手法之外，如果配合一些专用工具效果就更好。用一些专业的手疗工具来加强力度，可以加强疗效，减轻操作的强度（见图228）。这些工具使用也非常简单，就像介绍的手法一样，只是改用工具在每个指头的井穴进行点穴刮拭而

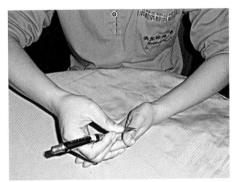

图228　经络笔刮拭

已。日常生活中，除了专用经络笔外，还可以用梳子、牙刷、汤勺等当做工具去做。

（三）手掌全息保养

　　手疗的另一部重要作用，就是对手掌进行保养。根据经络全息理论，手掌从上往下分为三区（见图229），即上焦区、中焦区、下焦区。这三个区蕴藏着一个人五脏六腑的重要生命信息，对手掌进行有效的保养，就相当于把五脏都进行了很好的保养。

1. 上焦区保养

上焦区，以呼吸系统为主，日常中经常需要保养是咽喉反射区、疲劳反射区、头面反射区，特别是肺、支气管炎反射区。首先是在疲劳反射区的部位进行刮拭（见图230），刮的时候力度稍微往下沉；接着到头面反射区和咽喉反射区（见图231），刮拭重点是咽喉反射区，可以加点力度。接下来就是胸肺反射区（见图232），如果经常有一些支气管炎问题的人，

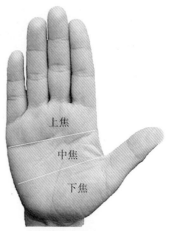

图229　手掌三焦区

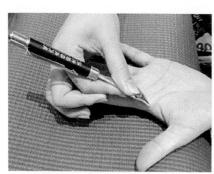

图230　疲劳反射区保养

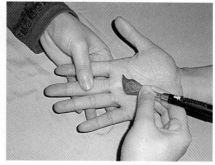

图231　头面反射区保养

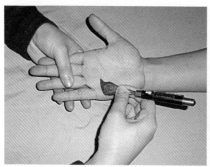

图232　胸肺反射区保养

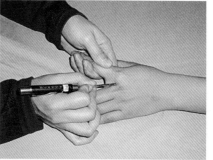

图233　八邪区刮拭

可以在这个部位沉点力度往下刮拭，一定要把这个区的结节打散。这几个区刮完以后，还有一个重要部位值得注意，就是手掌和五指之间有个叫指根的部位（见图233）。别小看这个部位，它积集的青筋和废物以及堵塞点是最多的，因而叫八邪区。做手疗如果在这儿下点工夫，就会有意想不到的效果。

2. 中焦区保养

中焦区是非常重要的肝、胆、脾、胃反射区，还有非常重要的心脏反射区归属于这个区域。故此，这个区域一定要很用心地去做。做中焦区保养时，首先要做一下心脏反射区。心脏反射区虽然在大鱼际上大约一个拇指大的范围，刮拭时要集中在整个区域，可以用点力度来刮（见图234）。如果一直刮到大鱼际至腕横纹处，就是脊柱反射区（见图235），肩颈部、腰腿部、下肢部都可以很好地用这一套方法来保养。这个部位做完后，就开始刮中焦了，刮拭时也是一样要沉下来。特别是肝胆反射区，情志抑郁时青筋就会凸现（见图236），这时女性朋友们要特别注意，你可能会有一些乳腺增生了。如果发现有青筋扭曲或者暗黑色的，真的是要关心一下自己的乳房问题了。日常生活中你可以用这一套方法进行保养，即在手掌肝胆反射区、乳房反射区进行刮拭（见图237）或者是加点力度揉按这个部位，这也是对乳房简单的保养。

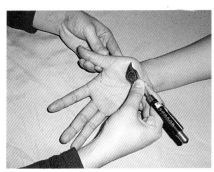

图234　心脏反射区保养

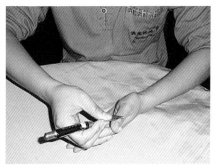

图235　脊柱反射区保养

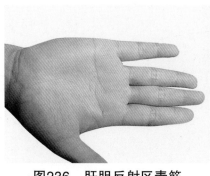

图236　肝胆反射区青筋

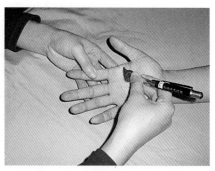

图237　乳房反射区保养

接下来就是要做脾胃反射区的保养了（见图238）。有些人吃了食物以后，总觉得胃胀、胃不舒服或者是消化不良，日常生活中就可以经常刺激这个部位。中焦区还有一个最重要的部位，那就是小鱼际的大肠、小肠反射区。刮这个区域时，尽量刮到手掌和手背的赤白肉交接线上的部位中（见图239）。

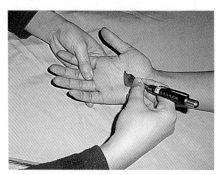

图238　脾胃反射区保养

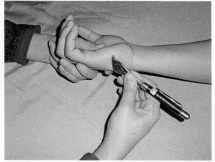

图239　大肠、小肠反射区保养

3. 下焦区保养

下焦区主泌尿生殖、内分泌及腰眼问题。对于这一个区域，无论男女都是非常重要的。因而，刮拭它的时候要特别地重视，就是要尽量地刮到腕横纹以下（见图240），这对泌尿生殖、内分泌系统都有很好的保养作用。如果有妇科炎症或者泌尿生殖系统问题的，也可以在日常生活中或做家务清闲之

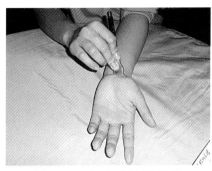

图240　生殖反射区保养

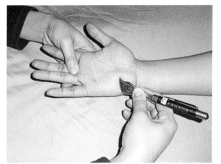

图241　内分泌反射区保养

余，经常有意识地刮拭刺激它。特别是内分泌失调的人，常见小鱼际下方出现泛红症状，女的就要注意内分泌失调、更年期综合征，男的就要注意糖尿病了。这个时候就要经常刮拭这个区域来保养（见图241）。

　　总之，在日常生活中，也可以用梳子（见图242）来刮拭，但梳的时候加点力度来刺激它。另外，可以用汤勺来刮拭（见图243），做的时候勺子呈45°，刮起来就非常舒服和流畅、又快又轻巧。只要掌握了《观手知健康》的手掌全息图之后，运用几种简单的工具，只做几个动作，就完成了五脏六腑反射区的整体保养了。

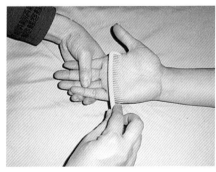

图242　用梳子刮拭

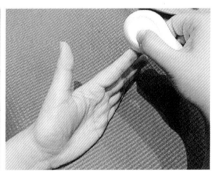

图243　用汤勺刮拭

4. 手背部手疗保养

手背部是经常裸露在外面的，我经常看见很多女孩子戴金银首饰的时候，非常欣赏地看着自己的五个指头。我也很欣赏自己的手，因为我经常做手疗保养，虽已40多岁了，但觉得自己的手还是非常不错，这有赖于经常做这个手背的保养动作。那么，手背部手疗保养的动作应如何呢？它取决于动作一定要舒缓、流畅，不要太过地去刺激它。通常采用捏按法，即用双手大拇指并拢，握住对方手背用点力度按压，然后逐步往外分，也可以从上往下来做，重复做完这个动作（见图244）。这个手法对缓解手的疲劳是很有效果的。另外，也可以采用手疗工具来保养。手背肩颈反射区，在用工具的过程中要特别仔细，刮拭重点是握起拳头的中指凸起的两侧（见图245）。这个反射区代表了肩、颈部位，刮拭这个反射区，就等于保养肩部和颈部了。

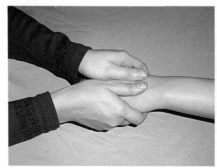
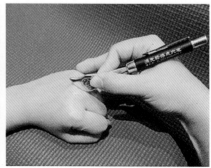

图244　腰背反射区保养　　　　图245　颈肩反射区保养

如果发现哪个部位有很多的筋结点或者很不舒服，就要用点力度慢慢地把它打散，逐步达到保养的目的。只要你认真观察，手背上还有一些凹槽，这又怎么处理呢？可以用专业的手疗工具来刺激它（见图246），可以边刺激边揉按；也可以用手指来点按、推动，一点一点地点按，一点一点地分推，这样就可以很好地把手背保养了一遍。

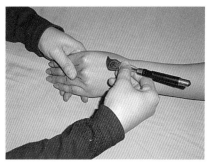

当然，也可以用其他的工具（如笔）来刺激它，这是最快的、最简单的方法了。但值得提醒一下，在刮的过程中如果能配合一些保湿的乳液、护肤品，抹在手背上来一起使用，以免刮伤了皮肤，效果也会更好。刮拭全部做完以后，

图246　刮手背

还有一个非常重要的收尾工作，就是要对腕关节部位进行一些收尾的活动手法。这个关节部位，在做了这么多的手法后，肯定会有些疲劳感，这时能进行左右揉按放松，马上就会觉得非常轻松和舒缓了（见图247）。也许有些朋友会有这种体验，有时手很硬很胀，甚至五指都很难张开。人体经络在五指之间及手背、手掌之间各有一个很重要的穴位，左右手各四，合称为八邪穴。八邪穴是人体邪气出入之所，也是手指活动调节的关键所在。当手指越来越紧不能活动，甚至粘在一起不能张开，就是向我们报警了。这时就要学会掐八邪穴了。手法是对方五指张开，术者用拇指、食指掐着手指间的指蹼，用力往外拉就可以了（见图248）。这样一个穴位、一个穴位地做，做完后你会发现，手指非常轻松和舒服，头脑也很清醒了。

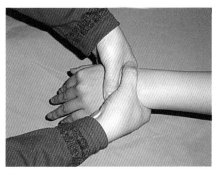

图247　腕关节放松

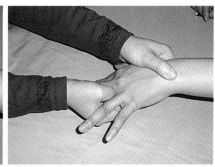

图248　掐八邪穴

作 者 后 语

　　《观手知健康——经络全息手诊》的修订再版，想不到竟然花费了我近半年的时间。因为这么多年来，积累的图片资料实在太多了，我既要回顾当时照片的个案，又希望从这些资料中找出规律性的东西。可以这么说，修订至今仍有许多不满意的地方，因为单凭手的资料来确诊一个病例，往往是不够的。中医有望、闻、问、切四诊合参，西医也要经过各种检验，有的还要拍很多片才能下结论，何况手诊呢！

　　俗话说：蚂蚁搬家，大风雨要来了。手是一个身体内部发生问题最能敏感反映出来的部位。正因为是手能反映出人体内一些微小的敏感变化，这增加了手的神秘性和观手的难度，许多微小的变化是很难用相机准确地表现出来，因而书中的图片仅供参考。

　　不过通过这半年的资料整理，又能让我温故而知新，只要用心看多了，就会找出一些规律性的东西和里面的奥秘，对人的遗传、生理、病理、个性和人生的各种发展，甚至对一些手诊以外的知识增加了许多了解。

　　为什么有些小孩总是伤风感冒、咽喉炎经常发作，甚至反复发烧？又为什么有些小孩总是不想吃饭和总是尿床？为什么有些人不能喝酒、不宜吸烟？为什么有不少男人断掌，有不少女人川字掌？实际上基因的信息早就用掌纹的标记告示了我们，每一个人有不同的遗传信息，通过掌纹遗传的标记，实际上就是决定了我们的生活习惯不能违反这种遗传规律的表达。正如一些水生植物，如水稻就适宜在水里生存；一些旱地植物，如仙人球就一定要在干旱中生存一样。同样，日常生活环境和习惯一旦违反了它的遗传表达方式，身体就会有不同的疾病表达方式，影响了人的生命健康，还会由此影响了人的性格变化，甚至影响到人一生的发展。故此手是人体最敏感、最能预感的部位，这也是最值得人生去关注和研究的地方，也是研究手诊最大的奥妙。

自然规律告知我们：适者生存。佛家为什么要修行，就是不断地要修正自己的行为去适应自然的规律。纵观许多道家、佛家、养生家，就是通过自觉与不自觉地修行达到天地和人之间的和谐。这些人能很好地生存于天地之间，甚至能尽享天年。因而这些人很难百病加身，更不容易发生奇难杂症和肿瘤。

现代人体科学研究是从人体内部最小的地方——基因开始，而研究人体内部基因在外候的表达可以从掌纹开始；研究甲骨文与古人沟通，研究英文与外国人沟通，研究掌纹与体内沟通。通过研究手诊，透过现象，用心思考，看破真相，发现真理。

现在养生学说百花齐放，说教满天飞，究竟要信谁？实际上每个学说、每个专家，都只不过是谈了自己的经验和见解，应该只是提供参考。凤凰电视台就相当明智地说：以上内容仅代表嘉宾个人意见，与本台无关。同样，各种专家说教仅代表其本人体会和见解，并不一定就代表养生文化。许多人养生讲得很好，但自己养生就不怎样。所以，不管别人说什么，自己感觉最重要。故实践出真知，养生靠自己。

图书在版编目（CIP）数据

观手知健康：经络全息手诊/蔡洪光编著．—2版．—广州：广东科技出版社，2011．1（2025.4重印）

（蔡洪光品牌书系）

ISBN 978-7-5359-5381-0

Ⅰ．①观… Ⅱ．①蔡… Ⅲ①掌纹—望诊（中医） Ⅳ．①R241.29

中国版本图书馆CIP数据核字（2010）第182606号

出 版 人：朱文清
责任编辑：邓 彦 邵水生 李希希 马霄行
封面设计：林少娟
责任校对：陈素华
责任印制：彭海波
出版发行：广东科技出版社
　　　　　（广州市环市东路水荫路11号 邮政编码：510075）
销售热线：020-37607413
https://www.gdstp.com.cn
E-mail: gdkjbw@nfcb.com.cn
经　　销：广东省出版集团图书发行有限公司
印　　刷：佛山市浩文彩色印刷有限公司
　　　　　（南海区狮山科技工业园A区 邮政编码：528225）
规　　格：787mm×1 092mm 1/16 印张13 字数260千
版　　次：2011年1月第2版
　　　　　2025 年 4 月第 32 次印刷
定　　价：32.50元